歯科医師 のための

構音障害ガイドブック

監修 菊谷 武

編集 田村文誉
小野高裕
菊谷 武
吉田光由

医歯薬出版株式会社

This book was a originally published in Japanese
under the title of :

**SHIKAISHI-NO TAME-NO
KOON SHOGAI GAIDO BUKKU**
(Dysarthria Guidebook for Dentists)

Editor
KIKUTANI, Takeshi
  Professor, Nippon Dental University

©2019 1st ed.

ISHIYAKU PUBLISHERS, INC.
  7-10, Honkomagome 1 chome, Bunkyo-ku,
  Tokyo 113-8612, Japan

執筆者一覧

■監修・編集（敬称略）

菊谷　武　日本歯科大学教授，日本歯科大学口腔リハビリテーション多摩クリニック院長

田村　文誉　日本歯科大学教授，日本歯科大学口腔リハビリテーション多摩クリニック

小野　高裕　新潟大学大学院医歯学総合研究科包括歯科補綴学分野教授

吉田　光由　広島大学大学院医系科学研究科先端歯科補綴学研究室准教授

■執筆（敬称略，執筆順）

菊谷　武　日本歯科大学教授，日本歯科大学口腔リハビリテーション多摩クリニック院長

大森　孝一　京都大学大学院医学研究科耳鼻咽喉科・頭頸部外科学教授

香取　幸夫　東北大学大学院医学系研究科耳鼻咽喉・頭頸部外科学分野教授

西澤　典子　北海道医療大学リハビリテーション科学部言語聴覚療法学科教授

吉田　光由　広島大学大学院医系科学研究科先端歯科補綴学研究室准教授

橋本　久美　日本歯科大学口腔リハビリテーション多摩クリニック

小野　高裕　新潟大学大学院医歯学総合研究科包括歯科補綴学分野教授

堀　一浩　新潟大学大学院医歯学総合研究科包括歯科補綴学分野准教授

川上　滋央　岡山大学大学院医歯薬学総合研究科咬合・有床義歯補綴学分野助教

皆木　省吾　岡山大学大学院医歯薬学総合研究科咬合・有床義歯補綴学分野教授

大野　友久　国立長寿医療研究センター歯科口腔先進医療開発センター歯科口腔先端診療開発部在宅・口腔ケア開発室室長

小森　成　東京都国民健康保険団体連合会常務処理審査委員，日本歯科大学附属病院客員教授

西脇　恵子　日本歯科大学附属病院言語聴覚士室室長

小口　莉代　東京都立小児総合医療センター小児歯科

小方　清和　東京都立小児総合医療センター小児歯科医長

田中　彰　日本歯科大学新潟生命歯学部口腔外科学講座教授

田村　文誉　日本歯科大学教授，日本歯科大学口腔リハビリテーション多摩クリニック

高島　良代　日本歯科大学口腔リハビリテーション多摩クリニック

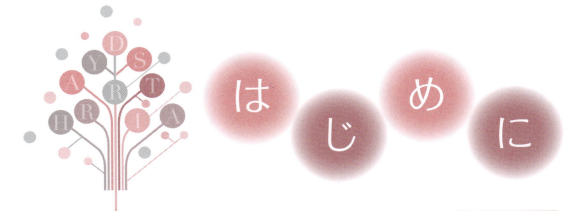

1 口腔機能と音声言語機能

　多くの歯科医師にとって，音声・言語機能は，「近くて遠きもの，遠くて近きもの」といえるのではないだろうか．私たちは口腔の重要性を訴える際に，「口腔は，噛むこと，食べること，さらには，話すことという，人にとって重要な機能を担っている」などと表現する．しかし，音声・言語機能についての理解は十分とはいえない．

　音声・言語機能を司る器官の多くは，咀嚼器官であることはいうまでもなく，音声・言語機能の評価は，咀嚼機能の評価にも値する．口腔諸器官に運動障害が生じたり，器質的な問題が生じたりすると咀嚼機能はもとより発語に問題が生じる．すなわち，歯科医師は，こうした兆候から口腔諸器官の問題を読み取ることも可能となる．

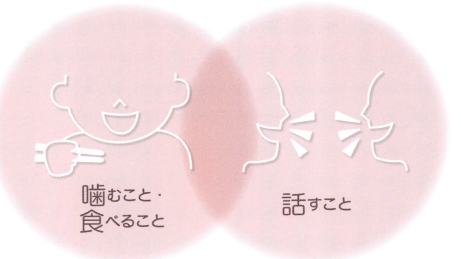

図　口腔機能の概念

「患者の声を聴け！」患者の訴えに傾聴し，さらには，声なき声をも読み解くこと．それは，患者に寄り添う歯科医師として，必要なスキルとなる．一方で，患者の声に耳を傾け，患者の声の質に気を止めれば，咀嚼機能に影響する口腔の諸問題が明らかとなる．

歯科医師は，音声・言語機能にとって重要な歯，歯列をはじめとした口の構造をダイナミックに変化させる力を持っている．音声・言語機能に思いをはせながら構造の変化を図れば，それは，時としていかなるアプローチをも超えてその改善に寄与するが，無為に手を加えれば，機能に重大な影響を与える．

多くの神経筋疾患の初発症状が言語障害や咀嚼障害であるように，口腔機能を広く理解することは，これら疾患の早期発見にもつながる．また，歯科医師が耳鼻咽喉科や神経内科などの医師と連携し，さらには，言語聴覚士と協働するためにも重要なスキルとなる．

歯を守るだけでは口腔機能を守ることが困難になってきた時代に本書はすべての歯科医師，歯学生に手にとっていただきたいと考えている．

2 歯科医師としてどうかかわるか

上述の通り，歯や舌などの口腔諸器官と構音は密接に関係する．

歯科医師として構音機能の低下から最も想起しなくてはならないのは，歯の喪失や歯列の異常である．しかし，歯の問題を意識しすぎて口腔機能全体に視野を広げる機会を逸することがないようにしなくてはならない．口腔機能に影響を与える全身的な疾患の存在，加齢による影響などを複合的に捉え，歯の喪失，歯列や義歯の問題などと絡めながら問題を整理していく必要がある．そして，患者の声の変化を端緒として，口腔に問題があれば適切に対処する．また，耳鼻咽喉科領域に問題が疑われたら迅速に患者を紹介するなどの対応を行う．また，音声言語の専門家である言語聴覚士とも密に連携を図ったり，対応可能な医療機関への紹介等も検討するようにしなくてはならない．

（菊谷　武）

歯科医師のための 構音障害ガイドブック

CONTENTS

はじめに ……………………… 菊谷　武　4

1編　構音障害とは …………………………………… 9

1章　発生・発語のメカニズム … 大森孝一　10
1　はじめに ……………………………… 10
2　発生と発語 …………………………… 11
　1−発声のメカニズム …………………… 11
　2−発語のメカニズム …………………… 13
　3−発声・発語の発達と減退 …………… 15
　メモ ［ ］と／ ／の違い … 橋本久美　15

2章　構音器官の解剖学的特徴 … 香取幸夫　16
1　下顎 …………………………………… 16
2　舌 ……………………………………… 17
3　口唇 …………………………………… 19
4　口蓋帆 ………………………………… 19

3章　構音障害とその原因 ……… 西澤典子　21

1　構音障害とは ………………………… 21
2　構音障害の分類 ……………………… 21
3　構音障害の原因と治療 ……………… 22
　1−器質性構音障害 ……………………… 22
　2−運動障害性構音障害 ………………… 23
　3−機能性構音障害 ……………………… 24

4章　口腔と構音障害 …………… 吉田光由　25
1　歯，顎の欠損と構音障害 …………… 25
2　母音と子音の生成 …………………… 25
　1−構音障害の種類 ……………………… 27
3　顎欠損と構音障害 …………………… 28
4　歯の欠損と構音障害 ………………… 29
5　発声・発語（構音）と発話 ………… 29

2編　構音障害の評価とは …………………………… 31

1章　構音障害の評価 …………… 橋本久美　32
1　はじめに ……………………………… 32
2　発声発語器官の形態・運動機能・感覚
　機能の評価 …………………………… 32
　1−形態の評価 …………………………… 32
　2−口腔運動機能の評価 ………………… 32
　3−感覚機能の評価 ……………………… 33
　4−呼吸機能の評価 ……………………… 34
3　発話の検査 …………………………… 35
　1−構音検査 ……………………………… 35
　2−明瞭度検査 …………………………… 35
　3−発話特徴の評価 ……………………… 36

4　鼻咽腔閉鎖機能の評価 ……………… 39
　1−鼻咽腔閉鎖機能とは ………………… 39
　2−鼻咽腔閉鎖機能不全の原因 ………… 39
　3−鼻咽腔閉鎖機能検査 ………………… 39
5　声の検査 ……………………………… 43
　1−大きさ ………………………………… 43
　2−高さ …………………………………… 43
　3−長さ …………………………………… 43
　4−音質（声質） ………………………… 43
6　パラトグラフィ（palatography）… 44
　1−スタティックパラトグラフィ ……… 44
　2−ダイナミックパラトグラフィ ……… 45

3編　構音障害と補綴歯科 …… 47

1章　有床義歯 ……… 小野高裕, 堀　一浩　48
1　有床義歯と構音障害 …………………… 48
2　義歯設計上の留意点 …………………… 49
　1－義歯床（粘膜面, 研磨面）………… 49
　2－大連結装置 …………………………… 51
　3－維持（支台）装置 …………………… 52
　4－人工歯 ………………………………… 52
2章　舌接触補助床（PAP）
　　　　　　　　堀　一浩, 小野高裕　54
1　概要 ……………………………………… 54
2　適応症 …………………………………… 54
3　製作方法 ………………………………… 56
4　装着による効果と限界 ……………… 58
3章　顎補綴装置（顎義歯）
　　　　　　……… 小野高裕, 堀　一浩　59

1　概要 ……………………………………… 59
2　上顎切除症例に対するさまざまな補綴
　　装置 ……………………………………… 60
3　上顎顎義歯の製作方法 ……………… 61
4　上顎顎義歯の効果と限界 …………… 63
5　下顎領域の顎補綴治療 ……………… 63
4章　軟口蓋挙上装置（PLP）とその他の
　　鼻咽腔部補綴装置 …… 堀　一浩, 小野高裕　65
1　概要 ……………………………………… 65
2　PLP ……………………………………… 65
3　バルブ型鼻咽腔部補綴装置 ………… 68

COLUMN NSVとソフトPAP
　　……………………… 川上滋央, 皆木省吾　70
COLUMN モバイル型PLP … 大野友久　71

4編　原疾患の概説と障害への介入 …… 73

1章　口腔疾患による構音障害　口唇口蓋裂
　　………………………………………… 74
1　疾患の概要と治療の流れ ……小森　成　74
　1－出生から口唇形成まで ……………… 76
　2－口唇形成から口蓋形成まで ……… 77
　3－幼児期（口蓋形成以降）…………… 77
　4－学童期 ………………………………… 78
　5－思春期 ………………………………… 78
2　障害に対する機能訓練 ……西脇恵子　79
　1－言語の特徴 …………………………… 79
　2－評価 …………………………………… 80
　3－発話障害への介入 …………………… 81
2章　口腔疾患による構音障害　舌小帯付着位置異常
　　（舌小帯短縮症）………………………… 82
1　疾患の概要と治療方針 … 小口莉代, 小方清和　82
2　構音障害への介入 ………… 西脇恵子　83

　1－術前検査 ……………………………… 83
　2－術後検査 ……………………………… 84
　3－機能訓練 ……………………………… 84
3章　口腔疾患による構音障害　顎変形症による
　　構音障害 ………………………… 吉田光由　85
1　顎変形症とは …………………………… 85
2　顎変形症と構音障害 ………………… 85
4章　口腔疾患による構音障害　口腔咽頭癌術後
　　─概要と構音障害への介入 … 田中　彰　87
1　口腔咽頭癌の疫学と標準治療 ……… 87
　1－口腔咽頭癌の疫学 …………………… 87
　2－口腔癌の標準治療 …………………… 87
2　口腔咽頭癌手術と構音障害 ………… 88
　1－舌癌術後の構音障害 ………………… 88
　2－その他の口腔咽頭癌の構音障害 … 90
　3－構音障害の評価 ……………………… 90

7

4－構音障害の訓練 ･････････････ 92
3　口腔咽頭癌術後の構音障害と歯科 ･･･ 92
5章　機能性構音障害　････ 西脇恵子　94
1　疾患の概要 ････････････････ 94
1－未熟な発達に起因する構音障害 ････ 94
2－異常な構音様式が習慣化した構音障害
　･･････････････････････････ 95
2　構音障害に対する評価 ･･････････ 95
3　構音障害に対する介入 ･･････････ 95
1－目的 ･･････････････････････ 95
2－舌や口唇の使い方に対する運動機能
　訓練 ･･････････････････････ 95
3－構音訓練 ･･･････････････････ 96
6章　吃音　････････ 西脇恵子　97
1　概要 ･･･････････････････････ 97
2　コミュニケーション障害への介入 ･････ 98
1－流暢性の促進 ･･･････････････ 99
2－環境調整 ･･････････････････ 99
3－リスクマネジメント ･･･････････ 99
7章　脳性麻痺 ･･･････････ 100
1　疾患の概要と治療の流れ ･･･ 田村文誉　100
1－脳性麻痺とは ･･････････････ 100

2　コミュニケーション障害への介入
　･･････････････････ 西脇恵子　101
1－脳性麻痺児の構音障害の特徴 ･･････ 102
2－評価 ･････････････････････ 102
3－コミュニケーション障害への介入 ･･ 102
8章　関連するその他の障害への対応
自閉スペクトラム症 ･･･････････ 104
1　疾患の概要と治療の流れ ･･･ 田村文誉　104
1－自閉スペクトラム症とは ･････････ 104
2　コミュニケーション障害への介入
　･･････････････････ 西脇恵子　105
1－言語・コミュニケーションの特徴 ･･･ 105
2－評価 ･････････････････････ 105
3－目標 ･････････････････････ 106
4－コミュニケーション障害への介入 ･･ 107
9章　関連するその他の障害への対応
知的能力障害 ･･････････････ 108
1　疾患の概要と治療の流れ ･･･ 田村文誉　108
1－知的能力障害とは ･･･････････ 108
2　コミュニケーション障害への介入
　･･････････････････ 西脇恵子　109
1－評価 ･････････････････････ 109
2－指導・支援 ･･･････････････ 110

5編　構音障害と発話障害 ･･････････････ 113

1章　構音障害と発話障害 ･････ 高島良代　114
1　コミュニケーションへの対応：リハビリ
　テーション ････････････････ 114
1－運動・感覚の機能に直接アプローチ
　する方法 ･･････････････････ 114
2－代償手段を使ってアプローチする方法
　･･････････････････････････ 116
3－環境の設定 ････････････････ 116

4－合併症への配慮 ････････････ 118
2　AACについて ･･･････････････ 119
1－AACの定義 ･･･････････････ 119
2－AACの種類 ･･･････････････ 120
3－疾患別 ･･･････････････････ 122
4－導入時の評価 ･････････････ 123
5－誰が使用するのかを考える ･････ 123
6－継続使用のための支援 ･･･････ 123

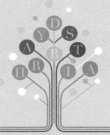

1編

構音障害とは

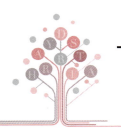

1 — 発声・発語のメカニズム

1 はじめに

> **Point-1**
> 話しことばを構成する声は，喉頭で生成される．

　言語（language）は人に特有のものであり，人と人とがコミュニケーションをとる手段としてきわめて有用かつ効率的で，意志，感情，思想などをお互いに伝えることができる．言語を表出する際には，話しことば（speech）や書きことばなどを介して言語を送る．話しことばを構成する要素である声（voice）は**喉頭**で生成される．これらの発信の源は脳内にある思考であり，単語から文章へと言語の形をとり，脳から運動神経を通じて発声・発語に携わる器官を制御して連続的に声を出し，話しことばとなる．話しことばは自分の耳にも伝わり，はじめに意図した通りのことばが話されつつあるかを聴覚的にフィードバックしている（図1）．

　本章では，発声と発語の違いやその神経機構について述べ，ことばを話す基本的なメカニズムについて概説する．

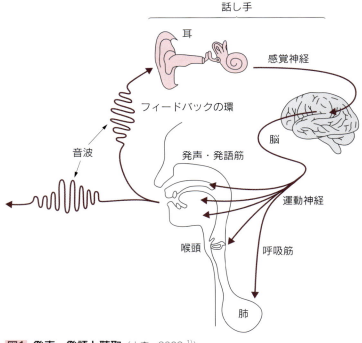

図1　発声・発語と聴取（大森，2009.[1]）

10　1編　構音障害とは

2 発声と発語

Point-2
声を生成することを発声といい，話しことばを生成する動作を発語あるいは構音という．

声を生成することを<u>**発声**</u>といい，話しことばを生成する動作を発語あるいは<u>**構音**</u>という．発声・発語に関与する器官には，口腔，鼻腔，咽頭，喉頭，気管，気管支，肺，胸郭，横隔膜などがあり，これら複数の器官が時間的，空間的に高度に協調して複雑な統合運動を行っている．

発声・発語は，呼気調節，喉頭調節，構音の三つの機能が互いに密接に組み合わされて成立している．大脳の高次の中枢を含めた中枢神経系の制御を受け，末梢神経を介して，呼吸筋が収縮して肺より呼気流が喉頭に向かって供給される．喉頭では反回神経を介して声帯内転筋群が収縮することで両声帯が内転して声門が閉じ，呼気により声帯が振動して音を出し喉頭原音となる．この音が，上方の咽頭腔，口腔，鼻腔，副鼻腔からなる声道（共鳴腔）に入り，構音されて外界に出れば母音となる．呼気流が構音されて子音となり，母音と子音とが組み合わさって語音となり，それが連続して話しことばになる（図2）．

1 ― 発声のメカニズム

発声は，呼吸筋と内喉頭筋の協調運動のもとに，声帯を内転する運動が基本パターンである．両声帯の間の空間を声門といい，呼吸時には両声帯が外転位にあり声門は開いており，発声時には両声帯が内転して声門は閉鎖する（図3）．

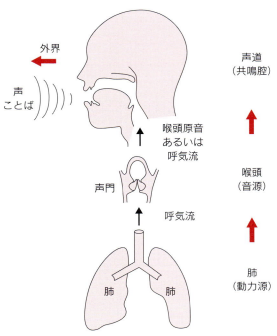

図2 発声・発語の基本的原理

a 声帯の開閉運動

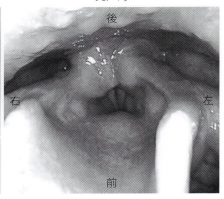

b 声帯振動の原理

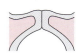 ①声門は閉鎖している　　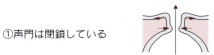 ⑤声帯上方はさらに開大しているが下方は閉じ始める

 ②声帯下方から徐々に開き始める　　 ⑥声帯下方から閉鎖する

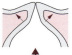 ③さらに上方に開大が進む　　 ⑦閉鎖が上方に進む

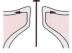 ④声門は完全に開大する　　 ⑧声門は完全に閉鎖する

図3 声帯の開閉運動と声帯振動の原理
a：[声帯の開閉運動] 両声帯は反回神経を介して呼吸時に外転して発声時に内転する．
b：[声帯振動の原理] 発声時において，呼気流により声帯振動を生じる．

Broca野から神経インパルスが喉頭，咽頭，口腔の筋を支配する運動前野領域に伝わり，特異的で協調的な筋収縮が起こり，声帯が内転し発声が可能になる．同時に，インパルスは，Broca野から一次運動野に伝わり，さらに声帯を通る適切な空気の量を調節する呼吸筋を制御する．発声にかかわる筋と呼吸にかかわる筋の協調的な収縮により，滑らかに声が出るようになる．発声という随意運動は大脳皮質および皮質下に統御され，延髄における呼吸中枢を介して調節される．

持続母音発声時の声帯振動は，閉鎖した声門に対して呼気流から生じる声門下圧の上昇により外方へ押し広げようとする力と，声帯の弾性による復元力と，流体が高速で通過すると流れに直行する方向に陰圧を生じるベルヌーイ効果による内方へ引き寄せようとする力により，受動的に起こっている（**図3 b**）．持続母音の最長発声持続時間は簡易的に発声機能を知る方法で，肺機能などにも影響を受けるが，一般に10秒未満では発声障害を訴えることが多い．

声帯振動の調節は，内喉頭筋および外喉頭筋の働きや呼気流の調節などにより行われる．調節可能な因子としては，高さ，大きさ，音色などがあげられる．声の高さは声帯の振動数で決定され，その振動数を調節する役割をもつのが内喉頭筋のうちの輪状甲状筋と声帯筋である．これらは声帯の長さや厚み，硬さのコントロールを行っている．声帯が長く伸ばされ，カバーが薄くなり，硬くなるほど声帯振動は速くなり，声は高くなる．話声位での声の高さはおおむね，成人男性では100〜150 Hz，成人女性では200〜250 Hz程度とされている．声の大きさは主に声帯を振動させようとする力である声門下圧によって調節される．声門下圧の上昇には，声帯を閉鎖する力と呼気流の二つが大きく関与し，声帯を強く閉鎖しようとする力が増加し，多くの息を吐き呼気流量を上昇させることで声は大きくなる．

声の音色の調節は，声帯のみでなく，声帯より上方のいわゆる共鳴腔の状態に影響される．代表的なものとしては，鼻閉による閉鼻声，口蓋裂などでみられる開鼻声，扁桃周囲膿瘍や急性喉頭蓋炎などでみられる含み声がある．狭義での音色の調節は声区であり，地声，裏声がこれにあたる．

2─発語のメカニズム

発声時に声帯振動があり共鳴腔を越えて構音されると母音となり，構音器官で「せばめ」がつくられ呼気流が通過して構音されると子音となる．母音と子音とが組み合わさって語音となり，それが連続して発せられ意味をもつと話しことばになる．ここで生成されたことばには，単音，単語，文節，文，アクセントやイントネーションなどのプロソディといった重要な言語学的情報が含まれている．

Point-3
声の高さは声帯の振動数で決定され，声の大きさは主に声帯下圧によって調節される．

Point-4
声の音色は声帯と共鳴腔の状態によって影響を受ける．

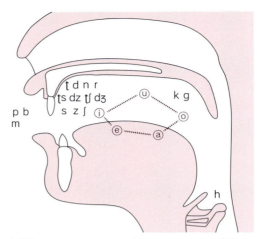

図4 母音発声時の舌の位置と主な子音の構音点

    母音の構音では，顎を開いたり，舌を前後・上下に動かしたり，唇を丸めたり広げたりして，口腔の形状をいろいろに変えて，各母音ア，イ，ウ，エ，オに特有な共鳴腔となる（図4）．音源成分のうち管の共鳴によって強められた部分（声道の共鳴周波数帯域）を音響学的に**フォルマント**といい，各母音を特徴づけている．低い周波数から第1フォルマント（F1），第2フォルマント（F2），第3フォルマント（F3）と呼ばれ，なかでもF1とF2の組み合わせが母音の弁別に重要である．

    子音の構音では，口腔，咽頭の器官を動かして，呼気流を阻止する閉鎖や強い狭めが声道につくられて，その部分で各子音に特有の雑音が生じる．閉鎖や狭めがつくられる位置を構音点と呼び，呼気の調節によって音のつくられる構音様式や，声帯振動の有無によって分類される．子音には破裂音，摩擦音，鼻音，破擦音，弾音がある．主な子音の構音点を図4に示す．

    破裂音は，両唇や，歯茎と舌先や，軟口蓋と舌根で，声道の一部を一時的に閉鎖して，呼気の圧力を高めておいて，閉鎖部を急激に開いた瞬間に生じるもので，声帯振動があれば有声破裂音［b］［d］［g］となり，声帯振動がなければ無声破裂音［p］［t］［k］となる．**摩擦音**は，声道内の狭い場所を呼気が通り抜けるときに周囲との摩擦で生じる雑音で，狭める場所が舌と歯の間では有声摩擦音［z］，無声摩擦音［s］［ʃ］などがあり，また，喉頭摩擦音である［h］は両声帯の間を通過するときの雑音で，構音動作は声帯の開閉運動のみで喉頭で調節される．**鼻音**は，口腔を閉鎖して口蓋帆が下がって鼻咽腔が開き鼻腔へ喉頭原音を送り出すときに生じ，声帯振動を伴う有声子音であり，口腔を両唇で閉じると［m］，歯茎と舌先を閉じると［n］となる．**破擦音**は二つの子音が緊密に結び付いたもので，有声破擦音［dz］［dʒ］，無声破擦音［ts］，

Point-5
母音は，口腔の形状を変えることにより，各母音特有の共鳴腔をつくることで生じる．

Point-6
子音は，口腔，咽頭の器官を動かして，呼吸流を阻止する閉鎖や強い狭めが声道につくられることで生じる．閉鎖や狭めがつくられる位置を構音点と呼ぶ．

［tʃ］がある．**弾音**［r］は歯茎部に構音点をもち声帯振動は止まっている．

3 ─発声・発語の発達と減退

　乳児は生後6〜8か月になると「ババ」など音を繰り返す反復喃語が始まり，1歳頃から「ワンワン」などの有意味語を使いはじめる．1歳9か月頃に2語文を，2歳頃に3語文を話すようになる．母音は3歳で実用的なレベルに達し，子音は6〜7歳頃に完成する．獲得が早い音は破裂音（パ行，バ行，タ行，ダ行，カ行），鼻音（マ行，ナ行）などであり，獲得が遅い音は摩擦音・破擦音（サ行，ザ行，ツ），弾音（ラ行）で5歳以降である．

　構音の誤りは聴覚的特徴から，省略（テレビ→テエビなど），置換（サカナ→タカナなど），歪み（サがシャに近いなど）に分類され，獲得が遅い音では，省略から置換，さらに目標の音に近い歪みへと変化し，最終的に正しい音を獲得する．健常な発達過程でみられ，多くの場合就学までに自然治癒する．

　加齢に伴う発声・発語の変化としては，**声帯萎縮**がみられることがあり，その際には声門間隙を生じ気息性嗄声が認められる．構音機能については，舌運動の低下などによる発語時の滑舌の低下がみられるようになる．高齢者の口腔機能低下については**オーラルフレイル**（口腔の虚弱）という概念がつくられ，そのなかの一つの症状として滑舌低下が取り上げられている．

（大森孝一）

■メモ　［ ］と／／の違い

例えば，日本語の［r］と英語の［l］は，それぞれ音響的に異なる音だが，日本語話者の私たちには，どちらの音も／r／として聞き取ることが多いと思われる．つまり，「生理的・音響的に異なる音」を，「心理的には同一の音」として聞き取っているといえる．前者は「音」といい，厳密で客観的な音として「［ ］」を用いて表す．後者は「音素」といい，それぞれの母語話者に認識される音として「／ ／」を用いて表す．

（橋本久美）

2 — 構音器官の解剖学的特徴

呼気と声帯振動によってつくられる音声は，声門直上から咽頭，口腔を経て口唇の開口端から体外に出る．この経路を<u>声道</u>という．また声道と連結する鼻咽腔，鼻腔を<u>側管</u>という．声道と側管は喉頭に連なり音声の共鳴腔となり，両者を合わせて<u>付属管腔</u>と呼ぶ（**図1**）．

付属管腔が狭まる，広がる，閉鎖する，開くことにより，音声はさまざまな変化を生じ言語音となる．この働きが構音である．構音の動作は言語音をつくる過程により2種類に分けられる．一つは付属管腔を音響管として用い，声の音源の共鳴特性を調節する動作で，母音，半母音，鼻音を作成する．もう一つは声道内で呼気流を変調し気流雑音を生成する動作で，破裂音，破擦音，摩擦音を作成する．両者の構音動作を行う，ないし補助する，下顎，舌，口唇，口蓋帆（軟口蓋の後方部分）が構音器官であり，本章ではそれらの器官の運動を理解する一助とすべく，筋と支配神経を中心に述べる．

Point-1
構音とは，発生した音声を変化させ，言語音をつくることである．

1 下顎

下顎は側頭骨と顎関節を介して連結する下顎骨とその口腔側を覆う歯肉・歯が主体となり，<u>7つの筋</u>の作用により開口と閉口を行い（**表1**），舌や口唇の運動を補助して口腔から口唇開口部の形状を大きく変化する働きをもつ．

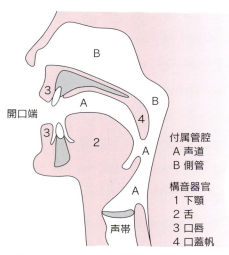

図1 構音に関わる付属管腔と器官

表1　開口と閉口に関わる筋

作用	筋	起始	停止	支配神経
開口	顎舌骨筋	下顎骨体内面	舌骨体部と顎舌骨筋縫線	下顎神経
	オトガイ舌骨筋	下顎結合	舌骨体部上縁	舌下神経
	顎二腹筋	前腹：下顎骨 後腹：側頭骨乳様突起	中間腱として舌骨に停止	前腹：下顎神経 後腹：顔面神経
	外側翼突筋（下頭）	蝶形骨翼状突起	下顎骨関節突起内面	下顎神経
閉口	咬筋	浅部：頬骨弓前方 深部：頬骨弓後方	浅部：下顎骨下部 深部：下顎骨上部	下顎神経
	側頭筋	側頭骨側頭鱗	下顎骨筋突起	
	外側翼突筋（上頭）	蝶形骨大翼	下顎骨関節突起内面	
	内側翼突筋	蝶形骨翼状突起	下顎骨翼突筋粗面	

Point-2
開口に働く筋は，顎舌骨筋，オトガイ舌骨筋，顎二腹筋，外側翼突筋（下頭）である．

Point-3
閉口に働く筋は，咬筋，側頭筋，外側翼突筋（上頭），内側翼突筋である．

　開口に働く筋は，**顎舌骨筋**，**オトガイ舌骨筋**，**顎二腹筋**，**外側翼突筋**（下頭）である．顎舌骨筋は下顎骨体内面に起始し，舌骨体部と顎舌骨筋縫線に停止する筋で，三叉神経第3枝である下顎神経の支配を受ける．オトガイ舌骨筋は下顎結合に起始し，舌骨体部上縁に停止する筋で，舌下神経の支配を受ける．顎二腹筋は前腹が下顎骨に，後腹が側頭骨乳様突起に起始し，中間腱が舌骨に停止する筋で，前腹は下顎神経，後腹は顔面神経の支配を受ける．外側翼突筋（下頭）は蝶形骨翼状突起に起始し，下顎骨関節突起内面に停止する筋で，下顎神経の支配を受ける．

　閉口に働く筋は，**咬筋**，**側頭筋**，**外側翼突筋**（上頭），**内側翼突筋**である．咬筋は浅部が頬骨弓前方に，深部が頬骨弓後方に起始し，それぞれ下顎骨の下部と上部に停止する．側頭筋は側頭骨側頭鱗に起始し，下顎骨筋突起に停止する．外側翼突筋（上頭）は蝶形骨大翼に起始し，下顎骨関節突起内面に停止する．内側翼突筋は蝶形骨翼状突起に起始し，下顎骨翼突筋粗面に停止する．これらの4つの筋はすべて下顎神経の支配を受ける．

2　舌

　舌は口腔の下面と中咽頭の前面を構成し，先端部の**舌尖**，舌の大部分を占める中央部の**舌体**，後部の**舌根**，の3つの部位に分けられる．舌の大部分は筋組織から構成され，舌と外部の器官を結ぶ4つの**外舌筋**と，舌内部に存在

2―構音器官の解剖学的特徴　**17**

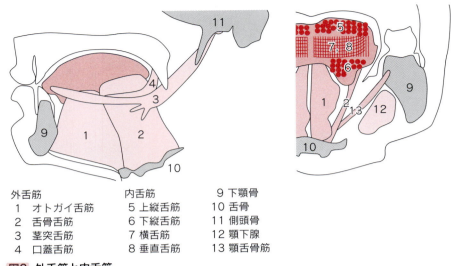

外舌筋	内舌筋	9 下顎骨
1 オトガイ舌筋	5 上縦舌筋	10 舌骨
2 舌骨舌筋	6 下縦舌筋	11 側頭骨
3 茎突舌筋	7 横舌筋	12 顎下腺
4 口蓋舌筋	8 垂直舌筋	13 顎舌骨筋

図2 外舌筋と内舌筋

Point-4
舌は4つの外舌筋と4つの内舌筋からなる.

する4つの**内舌筋**からなる（**図2**）．内舌筋および外舌筋の舌中の部分は筋線維が小さな束に分かれて，それらの筋線維束が脂肪細胞を含む疎な結合組織に包まれている．このため舌は多彩な変形と運動を行うことができ，前後・上下への移動，舌尖の挙上などを介して口腔のみならず咽頭を含む声道の各部の形を変化させる．

外舌筋は，**オトガイ舌筋**，**舌骨舌筋**，**茎突舌筋**，**口蓋舌筋**である．オトガイ舌筋は扇形で舌体の大部分を形成し，下顎骨から起始し，舌背および舌骨に停止する筋で，オトガイ舌筋が収縮すると舌が前方に突出するとともに舌の中央部が下方に牽引される．舌骨舌筋は薄い四角の形状で舌骨から起始し舌側面に停止する筋で，舌を下方に引く．茎突舌筋は側頭骨茎状突起から起始し，舌先端および側面に停止する筋で，舌の後退と舌背の挙上を担う．これらオトガイ舌筋・舌骨舌筋・茎突舌筋の3つは舌下神経の支配を受け，これらの筋が片側だけ同時に働くことで舌を外側に曲げる．口蓋舌筋は軟口蓋の口蓋腱膜から起始し舌側面に停止し，舌根を挙上するとともに後述する口蓋帆を構成しこれを下げる働きをもつ筋で，舌筋では唯一，迷走神経咽頭枝の支配を受ける．

内舌筋は，**上縦舌筋**，**下縦舌筋**，**横舌筋**，**垂直舌筋**であり，すべて舌下神経の支配を受ける．上下の縦舌筋は舌の前後方向に走る筋線維束を形成し，その間の層で，横舌筋は左右方向に走る線維束，垂直舌筋は上下方向に走る線維束を形成する．上縦舌筋は舌の短縮と舌尖の上方への巻き上げ，下縦舌筋は舌の短縮と舌尖を下方に向ける作用がある．一方，横舌筋は舌の幅を狭めて舌を伸ばし，垂直舌筋は舌の幅を広げて舌を平らにする作用がある．

3　口唇

　　上口唇と下口唇からなり，その間を**口裂**と呼ぶ．口唇および口裂は，顔面神経に支配される表情筋のうちさまざまな口筋（大頬骨筋，小頬骨筋，笑筋，上唇挙筋，上唇鼻翼挙筋，口輪筋，口角挙筋，口角下制筋，下唇下制筋，頬筋，オトガイ筋）の複合的な運動により，口裂を開閉・横に開く・丸める，また唇を突き出す・巻き込むといった多様な変形を可能とし，声道の開口端の開閉ならびに形の調節がなされている．

4　口蓋帆

Point-5
口蓋帆が挙上および下降する運動により，鼻腔・鼻咽腔への声道の解放・閉鎖が行われる．

　　軟口蓋は口蓋のうち骨組織を欠く後方の部分であり，その後部の口蓋帆は口腔から咽頭に移行する狭い空間（口峡）上壁を形成する．口蓋帆が挙上および下降する運動により，口蓋帆と咽頭後壁は接触および距離を保ち，付属管腔のうち側管である鼻腔・鼻咽腔への声道の開放，閉鎖が行われる（**表2**）．口蓋帆を構成し運動に関与する筋は**口蓋帆張筋**，**口蓋帆挙筋**，**口蓋垂筋**，**口蓋舌筋**，**口蓋咽頭筋**で，このうち口蓋帆張筋が下顎神経に支配される以外，そのほかの筋は迷走神経由来の咽頭神経叢から支配される．

Point-6
口蓋帆張筋，口蓋帆挙筋は，声道側管の閉鎖を担う．

Point-7
口蓋舌筋は，声道側管を解放するとともに，口峡を狭める．

　　口蓋帆張筋は蝶形骨翼状突起内側板に起始し口蓋腱膜に停止する筋で，口蓋帆を緊張させ，側方に引いて広げる働きをもち，声道側管の閉鎖を担う．口蓋帆挙筋は側頭骨錐体尖下面と耳管軟骨の内側板に起始し口蓋腱膜に停止する筋で，後鼻孔の横に位置し，口蓋帆を後上方に引き，挙上する働きをもち，声道側管の閉鎖を担う．口蓋垂筋は口蓋骨の後鼻棘と口蓋腱膜に起始し，口蓋帆挙筋の鼻腔側を通り口蓋垂に停止する筋であり，口蓋垂の移動と成形に働く．口蓋舌筋は外舌筋の項で前述したが，口蓋帆を引き下げるとともに舌根

表2　側管（鼻咽腔）の閉鎖と開放に関わる筋

作用		筋	起始	停止	支配神経
側管の閉鎖	口蓋帆を横に引く	口蓋帆張筋	蝶形骨翼状突起内側板	口蓋腱膜	下顎神経
	口蓋帆を上に引く	口蓋帆挙筋	側頭骨錐体尖下面 耳管軟骨の内側板	口蓋腱膜	迷走神経
側管の開放	口蓋帆を引き下げる	口蓋舌筋	軟口蓋の口蓋腱膜	舌側面	
		口蓋咽頭筋	硬口蓋	咽頭壁	

Point-8
口蓋咽頭筋は，声道側管の解放に加わる．

部を挙上し，声道側管を開放するとともに口腔と咽頭の間（**口峡**）を狭める．口蓋咽頭筋は硬口蓋に起始し，咽頭壁に停止する筋で，口蓋帆を引き下げるとともに咽頭・喉頭を挙上し，声道側管の開放に加わる．

（香取幸夫）

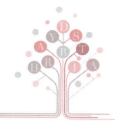

3 — 構音障害とその原因

1 構音障害とは

Point-1
発話の障害では，対象とする病態が発声障害か構音障害かを常に意識しながら臨床にあたる．

　前章で解説されたように，発話の音源を生成するのは喉頭における発声機能であり，音源に語音として識別しうる音響情報（分節的情報）を与え，さらにアクセント・イントネーション・話速などの韻律情報（超分節的情報・プロソディ）を付与するのが構音機能である．発話の障害では，対象とする病態が発声障害か構音障害かを常に意識しながら臨床にあたる必要がある．しかし両者は必ずしも明確に分離できるものではなく，喉頭による音源生成の機能は，さまざまな形で発話の分節的，超分節的特徴を規定する．日本語を例にとれば，破裂音，摩擦音を含む語音の有声/無声性の区別や，アクセントの位置によって語義が異なる同音異義語の存在などである．要するに，発声機能と構音機能の区別は，話しことばとして生成された一つの音響について，喉頭音源（こえ）の性質を問題とするか，言語音としての性質（ことば）を問題とするかという認識上の区別である．

　以上を踏まえたうえで，構音障害とは「発話を遂行する過程の障害により，ことばの文節的，超文節的特徴に異常をきたした状態である」と定義する．

2 構音障害の分類

　構音障害は，<u>**器質性構音障害**</u>，<u>**運動障害性構音障害**</u>，<u>**機能性構音障害**</u>に大別される．全身疾患の病態を考える場合，「器質性障害」とは原因を器官の組織学的異常に帰しうる障害全般をさす．一方構音障害においては，担当器官とその協調様式が多岐にわたり，脳血管疾患など神経筋系の運動制御障害なども重要な要素となる．このため，「器質性」ということばを狭義に捉えて，「器質性構音障害」は構音器官そのものに起こる形態的異常（口蓋裂等の形成異常，頭頸部癌術後の形態異常など）によるものとし，構音器官の運動を制御する神経筋系の異常に起因する発話運動遂行の障害は「運動障害性構音障害」として器質性構音障害と区別する．「機能性構音障害」とは，構音器官に形態異常や運動の障害がないのにもかかわらず，特定の音について誤った構音操作が定着している状態であり，器質性構音障害，運動障害性構音障害を除外したうえでの診断となる．

Point-2
器質性構音障害は器官の形態異常に，運動障害性構音障害は神経筋系の異常に，機能性構音障害は以上を除外したうえでの誤った構音操作によるものである．

Point-3
構音障害とは別に，吃音，発語失行などのことばの障害もある.

構音障害を「発話行動を遂行する過程の障害」とした場合，この範疇に含まれないが，ことばの音の障害をきたす病態がある. 代表的なものは**吃音と発語失行**である. 吃音は，音の繰り返し，引き延ばし，発話の停止などが文頭・語頭を中心に多発することが症状の中核をなし，非流暢な発話となるものである（p.97 参照）. 発症には認知・言語系から発話運動の協調に至る多元的なレベルでの要因が複合的にかかわると考えられている. 発語失行は，「発話の遂行」よりも高次にある「発話運動のプログラミング」の障害である. 一貫性をもたない音の誤りや韻律の異常が出現する. 運動障害性構音障害との鑑別には，構音器官の運動の評価とともに失語等高次脳機能の評価が必要となる.

3 | 構音障害の原因と治療

1 ―器質性構音障害

器質性構音障害は**構音器官の形態異常により起こる**もので，腫瘍・外傷・外科的切除による変形（例：舌癌など口腔咽頭癌とその術後），形成異常（例：口蓋裂）などが原因となる.

Point-4
器質的構音障害の治療は，外科的手術や補綴的手法で障害を補償することが第一段階となる.

器質的構音障害の治療における第一段階は，外科的手法や補綴的手法を用いて形態異常による構音機能の障害を可能な限り補償することにある. 形態異常に対する整容の目的を達成しつつ，口唇閉鎖，咬合，鼻咽腔閉鎖，再建舌の可動性ならびに口腔容積の可変性などの構音に関する諸要素を充足することが求められるため，構音機能の正確な評価に基づいて，手術的，補綴的再建の方針を定め，場合によってはその限界を確認する必要がある. この行程には，医科，歯科ならびに構音言語リハビリテーションの専門職である言語聴覚士のチームワークが必要であり，場合によっては複数回の評価介入が行われる.

Point-5
外科的治療，補綴的治療の限界や，異常構音習慣に対して構音訓練が行われる.

口蓋裂などの形成異常では，幼小児期の構音・言語発達の過程において，形態異常のある構音器官を用いて構音が獲得されてゆく. このような場合，形態異常により音が歪むだけでなく，構音を習得する過程で代償的な異常構音操作が習慣化し，形態的な問題が解消したのちにも遷延することがある. また，頭頸部癌手術などによる組織切除後の欠損，変形に対する再建に限界がある場合には，変形・欠損を代償して可能な限り正常構音の音響特徴を模倣できるような構音操作の工夫（**代償構音**）を積極的に取り入れることが必要となる場合がある. このような課題に対しては，言語聴覚士による構音訓練が適応となる. しかし，形態的問題が併存するなかで行われるリハビリテーションとなることがまれではなく，機能訓練の限界と医科・歯科的再介入の必要性を，医療チームが共有し再確認していくことが求められる.

2 ─運動障害性構音障害

　神経・筋系の障害に起因する構音器官の運動障害により起こるもので，脳血管疾患，中枢神経系の変性疾患（運動ニューロン疾患，Parkinson病など），末梢神経障害（Guillain-Barré症候群など），筋・シナプス疾患（重症筋無力症，進行性筋ジストロフィーなど）などが原因となる．背景にある運動障害は，担当筋の脱力，皮質延髄路障害による痙性麻痺，小脳失調，錐体外路系の寡動あるいは運動過多などさまざまであり，構音障害の様態も多様である．しかし，運動障害のそれぞれのタイプが特徴的に現れる場合，語音の歪み，話速やイントネーションの異常は，原疾患の運動障害の特徴を反映するものであることが，仮性球麻痺，Parkinson病，小脳性運動失調，筋萎縮性側索硬化症などの疾患について報告されている[1]．一方，多くの変性疾患や脳血管疾患では，これらの病態が混在するため，構音症状は複雑である．運動障害のタイプ別に代表的な疾患と構音障害の特徴を **表1**[2] にまとめた．

　運動障害性構音障害の原疾患は多くの場合非可逆性あるいは進行性であり，呼吸障害や誤嚥が合併した場合には致死的となりうる．したがって，運動障害性構音障害に対する治療は，原疾患の管理や全身的な合併症の管理と並行して行われる．構音障害の治療方針を定めるためには，構音症状がいかに複雑であっても，それを分析的に評価して，背景となる神経筋疾患の運動障害と合理的に関係づける態度が必要である．耳鼻咽喉科，歯科による構音担当器官

表1 運動障害性構音障害の疾患例と特徴的な運動・構音障害の例 （西澤，2018.[2]より一部改変）

運動障害の型	疾患例	特徴的な運動・構音障害の例
脱力・弛緩性麻痺	筋・シナプス疾患 末梢神経障害	筋の脱力による構音操作の弱化（音の歪み，共鳴異常）
痙性麻痺	脳血管障害による仮性球麻痺	深部反射亢進を伴う協調障害による歪み，分節化の乱れ，話速低下
小脳失調	多系統萎縮症（SCA6）*	位置，時間の測定障害を伴う協調障害による発話リズム，速度の異常（断綴言語）
錐体外路障害	Parkinson病 ジストニア	運動低下性と運動過多性に分けられ，多彩な構音症状を呈する
混合性	運動ニューロン疾患** 多系統萎縮症*	上記の運動・構音障害が混在する

* 多系統萎縮症は錐体路，錐体外路，小脳系，自律神経系などにわたり，多彩な症状を呈する．このうち脊髄小脳変性症6型（SCA6）ではほぼ純粋な小脳症状を呈することが知られている．

** 運動ニューロン疾患では，一次運動野から筋肉に至る上位下位運動ニューロンが系統的に障害され，痙性麻痺と弛緩性麻痺が混在する．

の所見に加えて，言語聴覚士による構音症状の評価と，神経内科，脳外科に
おける診断・所見を総合的に検討する．介入手段としてはリハビリテーション
（構音訓練）が主体となるが，鼻咽腔閉鎖不全や咽頭脱力などについて，外科
的手段や補綴的治療が選択される場合がある．重症筋無力症や運動ニューロ
ン疾患などにおいては，開鼻声や発話速度低下などの構音障害を初発症状と
して，患者が構音担当器官を診療する歯科や耳鼻咽喉科外来を受診する場合
があり，原疾患の診断がなされていないことがある．この場合にも，構音症状
と担当器官の運動障害を分析的に評価し，構音障害の背景を明らかにするこ
とで，早期診断の機会を逸しないことが重要である．

3 ─ 機能性構音障害

　構音器官に形態異常や運動の障害がないのにもかかわらず，特定の音につ
いて誤った構音操作が定着している状態である．小児の構音発達は，周囲に
ある語音を知覚しながら，言語の音韻規則に従って音をつないでことばを生成
する能力を獲得する過程といえる．ここでは言語の音韻的な単位を認識し，識
別，操作する能力（音韻意識）の発達が基盤となり，音韻意識の発達と相互
に関係しながら構音器官における運動協調能力が成熟していく．岡崎は，機能
性構音障害の背景として，①語音の知覚や音韻意識の障害による音韻発達の
遅れ，②器質的構音障害・運動障害性構音障害の範疇に入らない程度の構音
器官の構造・機能異常（歯列・咬合異常，構音器官の運動拙劣など），③言語
環境の影響（両親，兄弟姉妹の構音の影響など）をあげている[3]．

　機能性構音障害の診断においては，語音の異常が構音器官の形態，運動の
異常に起因するものでないことを確認し，器質性構音障害，運動障害性構音
障害を除外する必要がある．言語聴覚士による構音の正確な評価を参照しな
がら，構音障害の背景として見落とされやすい形態・運動の異常（粘膜下口
蓋裂，先天性麻痺など）がないことを確認するとともに，咬合異常や舌小帯短
縮，拙劣な構音操作などの微細な問題があれば，これが構音症状の原因であ
ると特定することが合理的かどうかを判断する．そのうえで，構音発達が年
齢・言語発達の段階に照らして遅れている場合や，正常な構音発達の過程に
みられない構音の誤りが定着している場合を機能的構音障害と診断して，構
音訓練による治療的介入の必要性と開始時期を検討することになる．

（西澤典子）

ⓅPoint-6
機能性構音障害の診断においては，語音の異常が構音器官の形態，運動の異常に起因するものでないことを確認し，器質性構音障害，運動障害性構音障害を除外する必要がある．

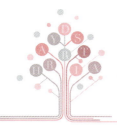

4—口腔と構音障害

1 歯，顎の欠損と構音障害

Point-1
音声の生成は，呼気の流れ，声帯の振動，発語の運動からなる．

音声の生成は，3つの要素からなる（図1）．すなわち，音声の動力源となる呼気の流れ，良質な声を生む声帯の振動ならびに音源を修飾して母音や子音を正確につくる発語の運動である．発語のための運動とは，口腔や鼻腔といった空間を狭めたり閉じたりしながら，呼気の流れを変えることであり，このことばを生成する動作を構音と呼ぶ．したがって，口腔や鼻腔といった構造は，この構音にかかせないものである．

2 母音と子音の生成

Point-2
特殊音素とは，長音，促音，撥音の三つである．

日本語には，5つの母音と13の子音，2つの半母音，3つの特殊音素があり，これらを組み合わせて語をつくり意味を表している．これらの組み合わせである音声単位を拍（モーラ）と呼ぶ．図2のように拍は仮名文字と対応している．半母音とは，調音の仕方は母音に近いが，子音的性質を有する音であり，ヤ行やワ行が相当する．3つの特殊音素には，長音，促音，撥音があり，長音とは，同じ母音が続く場合や母音のエとイあるいはオとウが続く場合に，1つの母音が2つ分の長さをもち，たとえば「おかあさん」が「おかーさん」とひき音で聞こえるようなことをいう．促音とは，「切手（kitte）」のように子音が2つ続くと，「っ」と発音することをいう．撥音とは，「ん」と表記される音の名

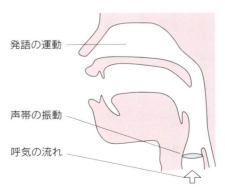

図1 音声生成の3要素

半母音			子 音							母 音		
口先 ⟷ 口の奥			口先 ⟷ 口の奥									
唇	舌先	舌中	唇			舌先		舌奥				
				(φ)			z/s		摩擦音			
w	r	y	b/p			d/t		g/k	破裂音			
			m		n				鼻音	前	後	
わ	ら	や	ま	は	な	た	さ	か	あ		a	広
ゐ	り		み	ひ	に	ち	し	き	い	i		狭
	る	ゆ	む	ふ	ぬ	つ	す	く	う		u	
ゑ	れ		め	へ	ね	て	せ	け	え	e		中
を	ろ	よ	も	ほ	の	と	そ	こ	お		o	

図2 仮名文字と拍（モーラ）

Point-3
構音の様式は共鳴と気流操作に分けられる.

称であり，はねる音とも呼ばれる．日本語の発語の速さは毎秒5文字前後であり，ほぼ同じ音の長さ（等間隔）で発せられるといった特徴がある．

構音の様式は，基本的には2つの仕組み，すなわち共鳴と気流操作に分けることができる．共鳴は，付属管腔の形を変化させ，その形に対応した共鳴特性を語音に与えて音の特徴を決める仕組みである．母音の性質および鼻音の特徴は主としてこれによって決まる．一方，気流操作とは，気管，喉頭を経て付属管腔に達した呼気流を構音器官の動きによって瞬間的に停止・開放したり，あるいは管腔内に「せばめ」をつくってそこを通過させ気流雑音を生成したりする仕組みであり，これによって閉鎖音や摩擦音などの子音の特徴が与えられる．

母音は強い音で，口の開きと舌の位置により生成される（図3）．日本語の母音では，舌の位置が前か後，口唇の開きが狭，中央，広の組み合わせでつくられている．英語では，この位置がさらに複雑となって，母音の種類が増えることになる．

子音は弱い音で，母音と連結して拍をつくる．子音は，構音点と構音様式，声帯振動の組み合わせでつくられる．構音点とは，音声通路に閉鎖や狭めがつくられる場所であり，口唇，歯茎，硬口蓋，軟口蓋の辺りがその位置となる（図4）．構音様式とは，この構音点をどのように閉鎖するか，狭めるかの方法であり，閉鎖，破裂，摩擦，破擦，わたり，鼻音といった方法がある（図5）．このような構音様式は，持続性と瞬時性により分けることができ，持続性ありが鼻音，わたり音，摩擦音，瞬時性が閉鎖音や弾音となる．このように音声の生成では，口腔の形と動きが重要となる．

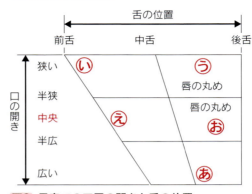

図3 母音での口唇の開きと舌の位置

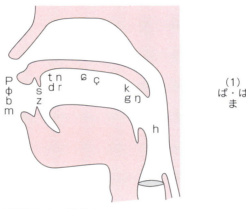
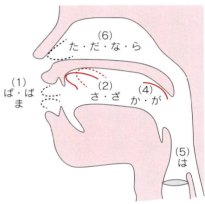

図4 子音の構音点

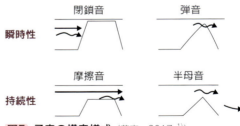

図5 子音の構音様式 (苅安, 2017.[1])

1―構音障害の種類

構音障害は，構音点の異常と構音様式の異常がそれぞれ独立に生じたり，あるいは共存したりして生じる．代表的なものには，以下がある．

①**口蓋化構音**：構音位置が後方へ移動した歪みであり，歯音・歯茎音がカ行・ガ行に近い歪み音となりやすい．舌背が挙上し，舌先は下がっている

> **Point-4**
> 構音障害は，構音点の異常と構音様式の異常がそれぞれ独立に生じたり，あるいは共存したりして生じる．

状態で，口蓋裂術後や，口蓋が狭い場合に起こりやすい．

②**側音化構音**：舌縁と臼歯でつくられる歪み音であり，「き・ち」が「き」に，「し・ひ」が「ひ」に，「ぎ・じ・り・に」が「ぎ」になる．また，「サ行」が「ヒャ行」に，「ザ行」が「ギャ行」に近い歪み音がでる．口蓋裂患者でみられる．

③**声門破裂音**：声門部でつくられる破裂音で，子音が途切れ途切れに聞こえる．鼻咽腔閉鎖不全の代償構音の場合もあり，口唇・舌の動きがみられず，「さかな」が「ああな」や「っあっあな」といった感じに聞こえる．

④**咽（喉）頭摩擦音**：咽頭（舌根部または喉頭蓋と咽頭後壁）でつくられる摩擦音であり，喉の奥に力を入れながら強くささやいたような歪み音となる．鼻咽腔閉鎖不全の代償構音の一つである．

⑤**咽頭破裂音**：咽頭（舌根部と咽頭後壁）でつくられる破裂音であり，カ行・ガ行に近い喉の奥に力を入れたような歪み音となる．これも鼻咽腔閉鎖不全の代償構音の一つである．

⑥**鼻咽腔構音**：軟口蓋と咽頭後壁でつくられ，呼気は鼻腔から流出する「ん・くん」に近い歪み音である．口蓋裂や言語発達遅滞でみられる．

3 顎欠損と構音障害

癌等により顎欠損が生じると，その欠損部位に応じた構音障害が生じる．これは，構音点がなくなるからであり，上顎歯肉癌や口蓋部癌で硬口蓋が欠損すると，硬口蓋を通る呼気がすべて鼻腔へと逃げてしまうため，すべての母音や子音に影響が出る．一方で，顎骨のみの欠損であれば，その影響は一部の子音のみで，さほど構音障害を認めない場合もある．さらに，口唇や舌運動が障害されていなければ，顎補綴により構音障害は改善できる場合も多い．ただし，軟口蓋まで切除されていると，顎補綴による改善はなかなかむずかしく，すべての音声が鼻に抜けた開鼻声となってしまいやすい．

一方で，下顎癌で下顎骨を切除した場合，欠損部との縫合により舌運動に制限が生じ，舌を必要な位置や高さに運べないため，必要な構音様式をつくることができずに母音や子音に影響が生じる．舌癌でも同様に，舌の切除範囲が大きくなるほど，声は小さくなり明瞭度は低下する．これらに対しては，後述する舌接触補助床が役に立つ場合もある．しかし困難な場合も多く，代償的な発語を身につけるための言語訓練の対象となる．この際，舌根部が温存されていれば，母音はある程度まで聞き取りができるようになる．子音は，構音点からみると，歯茎音や軟口蓋音が両唇音や声門音に変化しやすく，構音様式では破裂音が摩擦音や破擦音に聞き取られる傾向があるものの（図6），これ

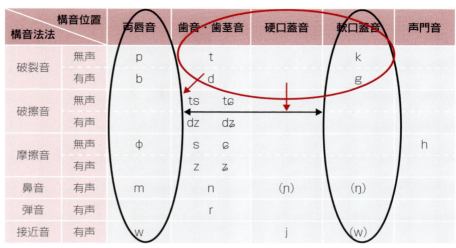

図6 舌の運動障害による構音様式の変化 （谷口ほか，2014.[3]）

らは，舌の残存形態，再建の有無，ボリューム，可動性，さらには，口腔容積や口蓋の形態などで変わってくる．

4 歯の欠損と構音障害

Point-5
歯の欠損による音の変化はすぐに修正される．

　歯の欠損が音声に及ぼす影響はわかりにくい．これは，歯を喪失することで，口腔の形態は変化するが，健常者ではすぐに音の変化に対応ができるからである．たとえば，上顎の前歯を欠損すると口唇のサポートがなくなるため，口唇音に変化が生じることになる．また，上顎前歯が欠損すると，サ行，タ行，ハ行，ラ行の音にも発音障害が現れ，サ行の障害がもっとも著しいといわれている（図7）．上顎の臼歯部を喪失すると歯茎音に影響が出る．さらに，上下の咬合関係を喪失すると下顎が不安定となりやすく，口の形や舌の位置を維持しにくくなるため，音が歪みやすかったりする．また，義歯を装着しても，義歯により口腔内が狭められることで音がこもりやすかったりする．しかしながら，これらのちょっとした音の変化はすぐに修正される．われわれは，発した音声を自ら聞くことで監視し，音の選択や配列について適宜修正を行っているからである．

5 発声・発語（構音）と発話

　発声とは，呼吸器からの気流により声帯を振動させて，喉頭原音である声を生成する過程である．**発語（構音）**とは，喉頭で生成された音から意味のある

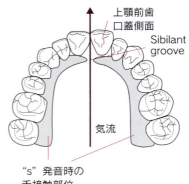

図7 摩擦音/s/発音時の口蓋と舌の接触部分
上顎前歯口蓋側歯茎付近に前舌が接触しない領域があり，この部分を気流（図中の矢印）が通過することで発声される．

表1 発話明瞭度 (田口, 1966.[4])

1 よくわかる
2 ときどきわからない語がある
3 聞き手が話題を知っていればわかる
4 ときどきわかる語がある
5 まったく了解不能

Point-6
発声とは，喉頭原音である声を生成する過程である．発語（構音）とは，喉頭で生成された音から意味のあることばをつくる過程である．発話とは，意味のある語を配列して意味のある文をつくる過程である．

ことばをつくる過程である．一方，**発話**とは，意味のある語を配列して意味のある文をつくる過程である．発話の評価として音の明瞭さという音声品質の判定はむずかしく，了解度で明瞭さを推し量ることとなる（**発話明瞭度**，**表1**）．しかしながら，ことばの了解は音声だけでなく，文脈からの推定が大きい．したがって，たとえ構音が不良であっても，状況と前後のことばにより話し手が何を言っているのかがわかることが多い．朝陽が昇るのを見ながら，「あしゃがぁぎだ」と言われれば「朝が来た」だなと理解できるように，人の音声言語情報を解読する能力はとても優れており，過度に正確な構音を求める必要はないものと思われる．

（吉田光由）

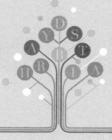

2編

構音障害の評価とは

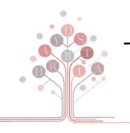

構音障害の評価

1 はじめに

構音障害の評価は，発話をするために必要な身体機能から，実際に産生された音まで広く評価する必要がある．つまり，発声発語器官の形態や運動機能，発声に必要な呼吸機能，発声や共鳴の状態，構音の様子，そして発話全体における明瞭さや話し方の特徴までみる．また，運動面の問題だけでなく感覚面の評価も行う必要があり，これらの包括的な評価が構音の状態を把握することになる．

2 発声発語器官の形態・運動機能・感覚機能の評価

筆者らが用いている形態と運動機能，感覚機能についての評価票の項目を 表1 に示す．

1 形態の評価

安静時の各器官の形態や状態を評価する．器質的な異常の有無や状態，麻痺の有無とその左右差を観察する．

2 口腔運動機能の評価

構音には，舌や口唇，下顎，軟口蓋の十分な運動機能が必要である．口腔運動機能の評価では，これらの可動域，速度，巧緻性，力（瞬発性，持続性），安定性を評価する．評価票にあげた各評価項目のほか，臨床でよく用いられる検査のなかに**オーラルディアドコキネシス**がある．

a．オーラルディアドコキネシス（oral diadochokinesis）とは

ディアドコキネシスとは「反復する」という意味である．構音点が異なる3つの音（パ/pa/，タ/ta/，カ/ka/）を反復して構音させることで，口腔運動機能を評価する．/pa/ は両唇を閉鎖して解放するときに産生するので口唇の運動機能，/ta/ は舌先と歯茎部で閉鎖をつくり解放するので舌先の運動機能，/ka/ は奥舌と軟口蓋で閉鎖をつくり解放するときに産生するので奥舌の運動機能が必要である．つまり，/pa/ は口唇の動きを，/ta/ と /ka/ は舌の動きを評価していることになる．これらの音を反復させることで各器官の動きの速さ，正確

Point-1
オーラルディアドコキネシスとは，パ/pa/，タ/ta/，カ/ka/ を反復して構音させることで，口腔運動機能を評価させることである．

表1 運動機能，感覚機能の評価票における項目

	形態・状態（安静時）	運動時	保持	反復	安定性	筋力	感覚 感覚障害
舌	□異常なし	突出	＋ ± −	＋ ± −	＋ ± −	＋ ± −	有/無
	□萎縮あり	左右	＋ ± −	＋ ± −	＋ ± −		
	□不随意運動あり	舌先挙上	＋ ± −	＋ ± −	＋ ± −	＋ ± −	
	□筋線維束攣縮あり	奥舌挙上	＋ ± −	＋ ± −	＋ ± −	＋ ± −	
口唇	□異常なし	突出	＋ ± −	＋ ± −	＋ ± −		有/無
	□左右差あり	引き	＋ ± −	＋ ± −	＋ ± −		
	□上下唇の接触不良	口唇閉鎖レジスタンス運動				＋ ± −	
下顎	□異常なし	下制	＋ ± −	＋ ± −	＋ ± −		有/無
	□下制位が顕著	挙上	＋ ± −	＋ ± −	＋ ± −	＋ ± −	
硬口蓋	□異常なし						有/無
	□瘻孔あり						
軟口蓋	□異常なし	挙上 カーテン徴候（左右差）あり					有/無
	□裂あり	（/a/発声時）挙上が認められない					
顔面	□異常なし						有/無
	□筋緊張あり						
	□筋弛緩あり						
	□左右差あり						
	□上/下顔面の差あり						
歯	□異常なし						
	□欠損あり						
	□歯列異常あり						
	□咬合異常あり						

さを簡便に知ることができる．

方法：/pa/，/ta/，/ka/ をそれぞれ 3〜5 秒間，できるだけ速く反復するように指示し，1 秒間の平均回数を算出する．

評価：**表2** に日本人の年代ごとの平均値を示す[1]．低下している場合，口唇や舌の筋力低下や，巧緻性の低下，失調も考えられる．速さだけでなく，リズムの崩れの有無もみることが必要である．

3—感覚機能の評価

感覚には，皮膚での刺激を感受する<u>**表在覚**</u>と，関節や骨膜，筋肉の感覚器が受容する<u>**深部覚**</u>がある．表在覚には触覚，痛覚，温度覚が，深部覚には位

表2 オーラルディアドコキネシスの健常者の測定値 （西尾, 2004.[1]）

(回数/秒)

年齢	性別	/pa/	/ta/	/ka/
19～34 歳	男性	5.8～8.2	6.0～8.8	5.4～8.0
	女性	6.3～8.3	6.5～8.7	5.9～8.1
35～59 歳	男性	5.5～7.9	5.4～8.2	5.0～7.6
	女性	5.4～8.0	5.5～8.3	5.1～7.7
60 歳以上	男性	4.4～7.2	4.2～7.0	4.0～6.6
	女性	4.2～7.2	4.4～7.2	4.1～6.7

(n=1,707)

置覚, 運動覚, 振動覚がある. 正常に感覚が入力されることにより, 運動機能が保たれるため, こうした感覚面の評価も欠かすことはできない.

4 — 呼吸機能の評価

発声するためには呼吸機能が正常に働くことが必要である. 安静時の呼吸数や最長呼気持続時間を測定することで, 異常の有無を調べる.

a. 安静時呼吸数の評価

方法：安静時における胸郭および腹壁の動きを観察し, 1分間あたりの呼吸数を測定する. このとき, 被検者に呼吸数を測定していることを意識させないよう配慮する.

評価：1分間に 24 回以上を **頻呼吸**, 12 回以下を **徐呼吸** という[2]. 安静時は主に吸気筋が働いているため, 吸気筋の機能を測定していることとなる. 1回換気量が低下すると, 総換気量を正常に保つために呼吸数が増大する. つまり, 呼吸数の増大は, 吸気筋力の低下や胸郭の可動域の制限による代償を示唆する.

b. 最長呼気持続時間の評価

方法：最大吸気後, できるだけ長く吹かせる. 呼気が持続していることをわかりやすくするために羽毛を吹かせることがある. その場合, 羽毛と口唇の間の距離を 1cm に保って測定する[3].

評価：15 秒以上は問題がなく, 6.0 秒以上 10.0 秒未満は軽度低下, 3.0 秒以上 6.0 秒未満は中等度低下, 3.0 秒未満は重度低下とする[3]. 最長呼気持続時間の低下は, 肺容量の低下が原因であることもある. 神経筋疾患例では呼吸筋の筋力低下や胸郭の関節可動域の制限によって起こる. そのほか, 肺内疾患, 胸膜疾患, 肺外疾患でも起こるので病歴をよく調べる必要がある.

3 発話の検査

実際に構音させた音を聴取し評価する方法である．一音一音を構音させる単音節レベルから，単語レベル，文レベル，文章レベル，談話レベルまで評価内容やその目的はさまざまである．

1—構音検査

Point-2
構音検査とは，構音された音に対して，構音の誤りの有無や，誤りの性質を分析的に把握するものである．

構音検査とは，構音された音に対して，構音の誤りの有無や，誤りの性質を分析的に把握するものである．構音の誤りには，置換，省略，歪み，付加がある（**表3**）．これらの誤りを，聴覚的な評価によって分類する．よく使われるものに「**新版構音検査**（**図1**）」[4]があり，1つの音を構音させる単音節検査や，単語検査，文章検査，発音に必要な発語器官の動きをみる構音類似運動検査などで構成されている．

2—明瞭度検査

Point-3
明瞭度検査は音節や発話の了解度を評価する検査で，発語明瞭度検査と発話明瞭度検査がある．

構音検査は一音一音が正しく構音できるかを評価するものであるが，明瞭度検査は音節や発話の了解度を評価する検査である．

a. 発語明瞭度検査

無作為に配列した日本語の100音節のリストを患者に音読させ，それを録音したものを患者と直接面識のない5名の健聴者に聞かせる．聞こえた通りに書きとったものの正答率が**発語明瞭度**となる．

b. 発話明瞭度検査

会話や長い文章を録音したものを使って，全体的な**発話明瞭度**を5段階で評価する（**表4**）[5]．患者の発話が一般の人にどのくらい伝わるかを評価するものであるので，判断にはある程度の臨床能力が必要であるといわれている．

表3 おもな構音の誤り方

	誤り方	誤り例
置換	音節の子音部分が他の子音に変化する誤り	サカナ → タカナ (sakana → takana)
省略	音節の中の子音が省略されて母音に聞こえる誤り	コップ → オップ (koppu → oppu)
歪み	省略，置換に分類されない誤りで，目標音に近い歪み音から日本語の語音に含まれない音までさまざまな症状の誤り	

1—構音障害の評価　　35

氏　名：		1．会話の観察		
実　施：　　　年　　　月　　　日		① 構音の特徴		
生年月日：　　　年　　　月　　　日		② 声・プロソディ		
年　齢：　　　歳　　　月		③ 会話明瞭度（　1　2　3　4　5　）		
検査者：		④ その他		

2．単語検査

1 paNda	2 poketto	3 basu	4 budo:	5 mame	6 megane	7 mikaN	8 taiko
9 toke:	10 terebi	11 deNwa	12 naiteru	13 neko	14 niNdʑiN	15 kani	16 koppu
17 ke:ki	18 kutɕi	19 kiriN	20 gakko:	21 gohaN	22 gju:nju:	23 sakana	24 sora
25 semi	26 suika	27 tsukue	28 dzo:	29 dzuboN	30 ɕiNbuN	31 tɕo:tɕo	32 tɕi:sai
33 dzaNkeN	34 dzu:su	35 dʑiteNɕa	36 Φu:seN	37 çiko:ki	38 happa	39 hasami	40 rappa
41 robotto	42 re:dzo:ko	43 riNgo	44 jakju:	45 jukidaruma	46 aɕi	47 aɕiru	48 eNpitsu
49 usagi	50 inu						

特記事項：　器質性要因　運動性要因　聴覚性要因　発達障害　知的障害

シート1

図1　**新版　構音検査**（今井ほか，2010.[4]）

表4　**発話明瞭度の尺度評価**（田口，1966.[5]）

1　よくわかる
2　ときどきわからない語がある
3　聞き手が話題を知っていればわかる
4　ときどきわかる語がある
5　まったく了解不能

3──発話特徴の評価

　図2，**表5** に示すような話し方の全体的な特徴を評価する[6]．みるべき項目は，声の高さ・大きさ，話す速さ，話し方である．聞き手にとって標準的な発話速度やリズム，イントネーションがあり，これらが標準的なものから逸脱している程度が著しいほど，発話は不自然であるといえる．何らかの異常が認められる場合，呼吸機能の低下，発声発語器官の筋力低下あるいは筋緊張の亢進，失調など，何が原因となるのかを分析する必要がある．

患者名　　　　　　　　　　　　　　　　歳　男・女　　評価年月日

評価資料（文・繰り返し音）　　　　　　　　　　　　評価者

注意：

1) 各項目の評価に当っては，正常の場合を"0"，最も重症な場合を"4"とする．ただし，明瞭度は正常の場合を"1"，最も不明瞭な場合を"5"とする．

2) さらに，各患者の年齢，性に留意して評価すること．

3) 音声資料は，評価項目の各カテゴリー，すなわち音質，声の高さ・大きさ，話す速さ，話し方，共鳴・構音，全体，について少なくとも1回以上聞き，評価を行う．つまり，1人の音声資料を少なくとも6回聴くことが望ましい．

		項　　　目	異常の程度（0：正常，±4：最も異常）	備　　考
声　質	1	粗　糙　性	0　2　4	
	2	気　息　性		
	3	無　力　性		
	4	努　力　性		
声の高さ・大きさ	5	高さの程度	−4　−2　0　2　4　　低〜高	
	6	声の翻転		
	7	大きさの程度	小〜大	テープの場合，評価不要
	8	段々小さくなる		
	9	大きさの変動		
	10	声のふるえ		
話す速さ	11	速さの程度	−4　−2　0　2　4　　遅〜速	
	12	段々速（遅）くなる	遅〜速	
	13	速さの変動		
話し方	14	音・音節がバラバラにきこえる	0　2　4	
	15	音・音節の持続時間が不規則にくずれる		
	16	不自然に発話がとぎれる		
	17	抑揚に乏しい		
	18	繰り返しがある		
共鳴・構音	19	開　鼻　声	0　2　4	
	20	鼻漏れによる子音の歪み		
	21	母音の誤り		
	22	子音の誤り		
	23	構音の誤りが不規則に起る		
全体評価	24	異　常　度	−0　2　4	
	25	明　瞭　度	1　3　5	

図2 福迫らが提案した麻痺性（運動障害性）構音障害の評価票（福迫ほか，1983.[6]）

1—構音障害の評価　　**37**

表5　図2の各項目の内容（福迫ほか，1983.[6]）

項　目		項目の内容
声質	1. 粗糙性	いわゆるがらがら声，二重声（diplophonia）を含む
	2. 気息性	息漏れのあるいわゆるかすれ声．最も高度の場合は失声（有響成分のないささやき声となる）
	3. 無力性	弱々しか細い声
	4. 努力性	のどに力の入ったしぼりだすような声
声の高さ・大きさ	5. 高さの程度	声の高さが年齢，性に比べて高（低）すぎる．高なら正，低なら負
	6. 声の翻転	声がひっくりかえる現象．すなわち地声に時どき裏声が混じる状態
	7. 大きさの程度	声が大き（小さ）すぎる．大きければ正，小さければ負
	8. 段々小さくなる	句や文の最後になるに従って，声が小さくなる
	9. 大きさの変動	声が大きくなったり，小さくなったりする
	10. 声のふるえ	声の大きさや高さの細かいふるえ
話す速さ	11. 速さの程度	話す速さが速（遅）すぎる．速ければ正，遅ければ負
	12. 段々速（遅）くなる	句や文の最後になるに従って，話す速さが増加（減少）する．増加するなら正，減少なら負
	13. 速さの変動	数音節あるいはそれ以上の単位で，速くなったり，遅くなったりする
話し方	14. 音・音節がバラバラにきこえる	個々の音・音節を引き伸ばして言う，あるいは音節ごとに区切って言う
	15. 音・音節の持続時間が不規則にくずれる	個々の音，音節の持続時間が不自然に，かつ不規則に長くなったり短くなったりする
	16. 不自然に発話がとぎれる	発話開始時あるいは発話中に不自然な沈黙がある
	17. 抑揚に乏しい	棒読みのように一本調子である
	18. 繰り返しがある	音，音節，単語の一部，単語，句などを繰り返す
共鳴・構音	19. 開鼻声	過度の鼻腔共鳴による母音の誤りがある
	20. 鼻漏れによる子音の歪み	呼気の鼻漏出による子音の誤りがある
	21. 母音の誤り	歪み，母音の歯切れの悪さ，不鮮明さ，省略，置き換えなどがある
	22. 子音の誤り	歪み，子音の歯切れの悪さ，不鮮明さ，省略，置き換えなどがある
	23. 構音の誤りが不規則に起こる	母音または子音の誤りが不規則，または間欠的に起こる
全体評価	24. 異常度	患者の話しことば全体に関する異常の程度
	25. 明瞭度	患者のことばの明瞭さを評価する．明瞭なら"1"，まったくわからなければ"5"

4 鼻咽腔閉鎖機能の評価

1 ― 鼻咽腔閉鎖機能とは

鼻腔と口腔は口蓋で分離されているが，後方では一つの腔となって咽頭に続いている（図3）．安静呼吸時には，軟口蓋と咽頭の筋肉が弛緩して軟口蓋が下がり，この後方部が一体化した状態である．このとき，肺からの呼気は喉頭，咽頭を経て鼻腔から排出される．一方，語音を産生するときや嚥下時には，軟口蓋と咽頭後壁が接することで鼻腔と口腔が分離される（図4）．これが，**鼻咽腔閉鎖機能**である（p.65参照）．鼻腔から呼気を逃がさないことで正常な共鳴の状態で構音が産生され，また，口腔内の圧を高めて食物を咽頭に送り込むことができる．鼻咽腔閉鎖機能に問題があると，鼻腔から呼気が漏れることで鼻腔共鳴となり，発話が不明瞭になる．

> **Point-4**
> 語音を産生するときや嚥下時に，軟口蓋と咽頭後壁が接することで鼻腔と口腔が分離されることを鼻咽腔閉鎖という．

2 ― 鼻咽腔閉鎖機能不全の原因

表6に，鼻咽腔閉鎖機能不全の原因を記した．先天性の原因では，口蓋裂があげられる．また，口蓋裂がないにもかかわらず鼻咽腔閉鎖機能不全を呈する症例があり，これを**先天性鼻咽腔閉鎖機能不全症**という．後天性の原因では，脳血管疾患や神経筋疾患等といった，上位運動ニューロンあるいは下位運動ニューロンの障害や，悪性腫瘍切除術により鼻咽腔閉鎖機能不全をきたすこともある．

3 ― 鼻咽腔閉鎖機能検査[*]

* その他，p.80も参照．

鼻咽腔閉鎖機能不全の有無や，その程度を評価することを目的とする．
図5に，検査項目（口蓋裂言語検査[7]：日本コミュニケーション障害学会）

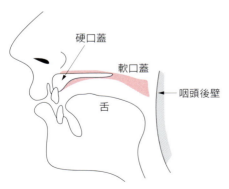

図3 安静時の軟口蓋と咽頭

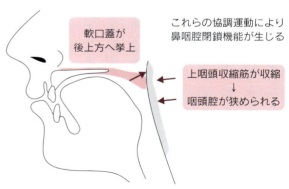

図4 構音時・嚥下時の軟口蓋と咽頭

表6 鼻咽腔閉鎖機能不全の原因疾患

	原因
先天性	口蓋裂 原因不明→先天性鼻咽腔閉鎖機能不全症
後天性	脳血管疾患 神経筋疾患 悪性腫瘍切除術後

1) 音声言語の評価

◀開鼻声▶

	聴覚判定	鼻雑音	鼻渋面	呼気鼻漏出の程度
/a/	0　1　2　3　検査不能	－　＋	－　＋	－　＋　＋＋
/i/	0　1　2　3　検査不能	－　＋	－　＋	－　＋　＋＋
短文・会話	0　1　2　3　検査不能	－　＋	－　＋	

◀呼気鼻漏出による子音の歪み▶

	聴覚判定	鼻雑音	鼻渋面	呼気鼻漏出の程度
/pa/(/ba/)	0　1　2　3　検査不能	－　＋	－　＋	－　＋　＋＋
/ka/	0　1　2　3　検査不能	－　＋	－　＋	－　＋　＋＋
/sa/	0　1　2　3　検査不能	－　＋	－　＋	－　＋　＋＋
短文・会話	0　1　2　3　検査不能	－　＋	－　＋	

◀閉鼻声▶　なし　あり　　　◀嗄声▶　なし　あり
◀構音障害▶　なし　あり　［声門破裂音　　咽(喉)頭摩擦音・破擦音　　咽(喉)頭破裂音　　口蓋化構音
　　　　　　　　　　　　　側音化構音　　鼻咽腔構音　　その他（　　　　　　　　　　　　）　］
　　　誤っている子音［　　　　　　　　　　　　　　　　　　　　　　　　　　　　　　　　　　　］

2) ブローイング検査：ソフトブローイング　ハードブローイング

	呼気鼻漏出の程度	鼻息鏡図	呼気鼻漏出の程度	鼻息鏡図
	－ ＋ ＋＋ 検査不能	3 2 1 0 1 2 3	－ ＋ ＋＋ 検査不能	3 2 1 0 1 2 3
補綴物使用時	－ ＋ ＋＋ 検査不能	3 2 1 0 1 2 3	－ ＋ ＋＋ 検査不能	3 2 1 0 1 2 3

◀呼気鼻漏出の変化▶
◀鼻渋面▶　－　＋

3) 口腔内の評価

◀軟口蓋の長さ▶	正常範囲	やや短い	短い	検査不能
◀軟口蓋の動き▶ (/a/発声時)	良好	やや不良	不良	検査不能
◀咽頭側壁の動き▶ (/a/発声時)	良好	やや不良	不良	検査不能

◀その他の所見▶

◀瘻孔など▶
術後瘻孔　　　　：なし　あり
顎裂部未閉鎖　　：なし　あり
硬口蓋未閉鎖　　：なし　あり

乳歯列

永久歯列

図5 鼻咽腔閉鎖機能検査（日本コミュニケーション障害学会，2007.[7]）

を示す.

a. 音声言語の評価

音声を聴覚的に判定する方法である．**開鼻声**と**呼気鼻漏出**による子音の歪みを評価する．聴覚判定は，「0：なし，1：軽度あり，2：中等度あり，3：重度あり」の4段階で行う.

①**開鼻声**：開鼻声は，鼻咽腔閉鎖機能不全により鼻腔から過剰な呼気が漏出することで異常な共鳴が起こる状態，つまり**鼻腔共鳴の過剰**が生じている状態である.

方法：単母音 /a/，/i/，短文，会話をそれぞれ聴取し，開鼻声の状態を「0〜3」の4段階で評価する.

②**呼気鼻漏出による子音の歪み**：鼻咽腔閉鎖機能が不良の場合，呼気が鼻腔より漏出することによって，子音が弱音化あるいは鼻音化する（鼻に抜けてこもるような音になる）．これを，呼気鼻漏出による子音の歪みという.

方法：/pa/，/ka/，/sa/ の単音節，短文，会話をそれぞれ聴取し，呼気鼻漏出による子音の歪みを「0〜3」の4段階で評価する．単音節は数回繰り返し，重度のほうを評価結果として記す.

b. ブローイング検査

ブローイング検査は，**ソフトブローイング検査**と**ハードブローイング検査**がある．ソフトブローイング検査では深吸気のあとストローでコップの水を静かに長く泡立てる．小児を対象とした際，ソフトブローイングができない場合は，吹き戻しやラッパを用いるハードブローイングを行う．ソフトブローイング，ハードブローイングのいずれも吹いている間の呼気鼻漏出を鼻息鏡で確認し，その程度を記載する（**図6**，**図7**）．判定は，「−：なし，＋：2cm 未満，＋＋：2cm 以上」の3段階で評価する.

①**ソフトブローイング検査**：鼻咽腔閉鎖機能は，一般的にソフトブローイング検査で評価する.

方法：コップに水深3cm 程度の水を入れ，直径4〜5mm の曲がらないストローを使用する．深く息を吸わせ，一息でできるだけ長くそっと水を泡立たせる．この間に，鼻孔の下に鼻息鏡を置いて，呼気鼻漏出による曇り具合を「−，＋，＋＋」の3段階で評価する.

②**ハードブローイング検査**：小児を対象とした際，ソフトブローイングを実施することが困難な場合は，吹き戻しやラッパを用いて呼気鼻漏出の具合を評価する.

c. 視診による評価

①**軟口蓋の長さ**

方法：頭をやや上向きにして開口させ，必要なら舌圧子で舌を軽く抑え，

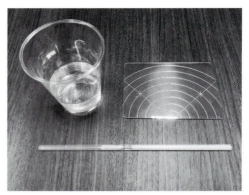

図6 ブローイング検査の使用物品

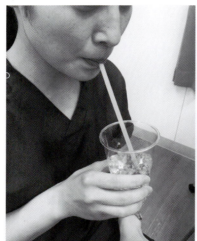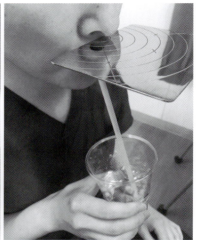

図7 ブローイング検査の様子

　安静時の軟口蓋の長さを評価する．軟口蓋の長さの判定は，正常範囲，やや短い，短い，の3段階で行う．

②軟口蓋の動き（/a/ 発声時）
　方法：前述の姿勢で，/a/ を少し長めに発声させ，後上方の動きを観察する．判定は良好，やや不良，不良の3段階で行う．また，このときに左右対称に軟口蓋が挙上しているかどうかも確認する．

③咽頭側壁の動き（/a/ 発声時）
　方法：前述の姿勢で，/a/ を少し長めに発声させ，咽頭側壁の内方への動きを良好，やや不良，不良の3段階で評価する．ただし，軟口蓋の長さや運動機能が正常の場合，咽頭側壁の動きがみられないことが多いため，咽頭側壁の動きが不良でも鼻咽腔閉鎖機能不全とはいえない．

④口蓋の形態：瘻孔などがあれば，術後瘻孔か未閉鎖裂隙かを記載し，そ

の位置・大きさ・形態を図示する．欠損歯があれば記載する．

5 声の検査

声の評価では，大きさ，高さ，長さ，質の4側面をみる．

1—大きさ

声の大きさ（強さ）は，呼気と声門閉鎖との相互関係で調節される．声の大きさは，**騒音計**で測定する．声量が低下するということは，呼気と声門調節のいずれにおいても強さの減弱が問題となる．筋緊張の異常があると声の大きさが変動する．

2—高さ

声の高さは声帯の振動数や緊張度，振動部分の質量等によって変わる．測定は**ピッチメーター**を用い，患者が出しうる生理的声域と，楽に出せる声の高さを測定し，会話領域の平均の高さとして記載する．男性で高すぎるあるいは女性で低すぎる場合や，高さが不安定で翻転（地声と裏声が入り交じる），変動，震えなどが異常所見として認められる．

3—長さ

声を長く発声するためには，肺容量や呼気の持続的調節機能が必要であり，また，声門が正常に閉鎖することも必要である．こうした声の長さの評価に，**最長発声持続時間**（maximum phonation time：MPT）がある．MPTの検査方法は以下の通りである．

最長発声持続時間

目的：発声持続時間をはかることで，肺容量の低下，呼気の持続的調節機能の低下，反回神経麻痺や声帯溝症などの声門閉鎖不全などが生じていないかを評価することができる．

方法：最大吸気後に，できるだけ長く /a/ の発声を持続させる．

評価：平均値は男性30秒，女性20秒であり，カットオフ値は，男性15秒以下，女性9秒以下である[9]．

4—音質（声質）

嗄声とは，声の音質の障害を総称したものである．発声は，呼気が声帯を振動させることで生じるが，声帯に器質的な問題がある，あるいは声帯運動に関与する筋・神経の障害があるなどの原因で嗄声が生じる．

Ｐoint-5
最長発声持続時間によって，声門閉鎖不全などが生じていないかが評価できる．

1—構音障害の評価　**43**

表7 嗄声の聴覚心理的評価（GRBAS 尺度）

	特徴	原因
R（rough） 粗糙性嗄声	濁った声 ガラガラした声	声帯振動の不規則 声門部への分泌物の貯留
B（breathy） 気息性嗄声	かすれ声 息漏れのある気流雑音を含んだ声	声門閉鎖不全
A（asthenic） 無力性嗄声	弱々しい声	声帯の緊張不全 呼気努力の減少
S（strained） 努力性嗄声	過度に力の入った声	喉頭付近の過緊張を示す痙性麻痺

　嗄声の評価では，嗄声の**聴覚心理的評価**：**GRBAS 尺度法**（日本音声言語医学会）を用いることが多い．GRBAS 尺度法では，嗄声について**粗糙性嗄声**（rough：R），**気息性嗄声**（breathy：B），**無力性嗄声**（asthenic：A），**努力性嗄声**（strained：S）をあげている．それぞれの嗄声の説明と評価方法を**表7**に示す．これら4つの嗄声の有無と程度を，それぞれ「0：嗄声なし，1：軽度あり，2：中等度あり，3：重度あり」の4段階で評価する．さらにもっとも重度な評価点に合わせて総合的な嗄声度 grade（G）を判定する．たとえば，「粗糙性嗄声が中等度であり，気息性嗄声が軽度認められる」場合は「R：2，B：1，A：0，S：0」と表記し，もっとも重度の「R：2」に合わせて総合的な嗄声度は「G：2」とする．つまり「G：2，R：2，B：0，A：1，S：0」と表記する．

6　パラトグラフィ（palatography）

Point-6
パラトグラフィとは，舌と口蓋がどのように接触しているかを評価する方法である．

　パラトグラフィとは，舌と口蓋がどのように接触しているかを評価する方法である．舌運動は直接的に観察できないが，パラトグラフィを使用すると舌と口蓋の接触という側面より構音時の舌運動を視覚的に評価することができる．パラトグラフィには，**スタティック（静的）パラトグラフィ**と，**ダイナミック（動的）パラトグラフィ**がある．これらの方法で得られた接触のパターンを**パラトグラム**という．

1―スタティックパラトグラフィ

　口蓋床の表面に粉末を散布し患者の口腔内に装着し，目的音を構音させた後に取り出し，粉末の状態から構音時の舌と口蓋の接触面積・状態を観察する方法である（**図8**）．簡便なため臨床的に利用価値は高いが，最大接触時の状態のみの観察に留まるため，舌の動的な運動を評価することはできない．

44　2編　構音障害の評価とは

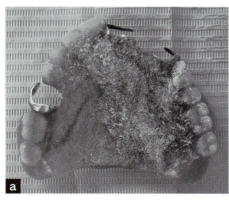
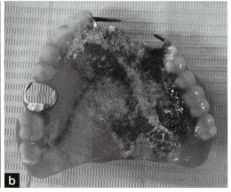

図8 スタティックパラトグラフィ
a：印象材塗布後，b：/a:ta/構音後．

方法：
①口蓋床を口腔内に装着させて練習を行い，口蓋床に慣れさせる．
②慣れたら一度外し，口蓋床表面にワセリンを塗り，アルジネート印象材などの粉末をできるだけ薄く均一になるように散布し，口蓋床を再度装着する．
③安静な状態から構音運動を開始するため，舌が平らな状態になる母音 /a/ を先行させ観察したい音を構音させる（たとえば，/t/ 音を観察したい場合は，/a：ta/（/アータ/）と構音させる）．
④舌が接触して湿った部分が接触範囲である．得られた舌と口蓋の接触パターンの状態を図に表すか写真を撮影して記録することで，経時的な変化を比較できる．

2―ダイナミックパラトグラフィ

　スタティックパラトグラフィが舌と口蓋が接触した結果を静的に観察するのに対し，ダイナミックパラトグラフィはこれらの動きを連続的に観察することができる方法である．ダイナミックパラトグラフィにおいて，電極を使用した<u>エレクトロパラトグラフィ</u>（electropalatography：EPG）が用いられる（図9）．EPG は電気口蓋床を用いるが，これは口蓋床上に配列した一定数の電極に，1個ずつ別々の配線をし，舌と電極が接触したときにスイッチの働きをして，それぞれの電極に対応した発光ダイオードが点灯するようになっている[9]．つまり，舌が触れた瞬間の動きを実時間で視覚化することができる．

構音時のパターン

　舌と口蓋との接触パターンは，産生する音によって異なる．パラトグラムにおいて舌と口蓋の接触を確認することのできる音は，歯茎音，歯茎硬口蓋音，軟口蓋音である．歯茎音，歯茎硬口蓋音，軟口蓋音のなかから，歯茎部にて舌先で構音する破裂音「タ」ならびに摩擦音「サ」，歯茎硬口蓋部で構音する

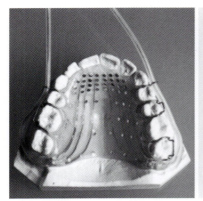
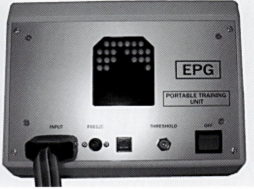

図9 エレクトロパラトグラフィ（EPG）

図10 EPG を用いた /s/ /t/ /k/ の母音環境における調音結合の定量的変化
（中村ほか，2016.[10]）

「シ」，そして軟口蓋部で構音する「カ」の，正常なパラトグラムを 図10 に示す[10]．

（橋本久美）

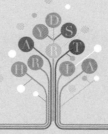

3編

構音障害と補綴歯科

有床義歯

1 有床義歯と構音障害

　一般的に**有床義歯**は，歯列の一部もしくは全部を喪失した場合に装着される可撤式の装置である．歯列の一部もしくは全部の欠損は，咀嚼・嚥下障害や審美障害を引き起こすだけでなく，構音障害の原因となる．

　たとえば，歯列の一部を失った場合，口腔内の構音点を失うとともに，発声時の呼気が漏出する．また，上下の咬合支持を失うと，顎間関係が変わってしまい，**構音点**に変化が現れる．さらには，前歯を失うことにより口唇の張りに変化が生じ，両唇音に影響を与える．こうした歯列の部分的欠損あるいは完全な喪失は，舌ならびに口腔周囲組織の機能が健常であった場合ある程度代償されるため，重度の構音障害やコミュニケーション障害に至ることはない．しかし，他覚的な言語音の歪みや自覚的なしゃべりづらさは，コミュニケーションの質や生活の質（quality of life：QOL）の低下を招く．

　有床義歯を装着し，欠損部を補綴することによって本来の口腔内形態が回復し，上記のような構音機能の低下を改善することができるが，その一方で構音機能が低下したり，新たな構音障害が生じたりすることがある．なぜなら，有床義歯の構造（図1）は，単に欠損部を補填・回復する部分（人工歯，義

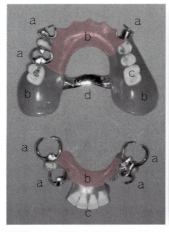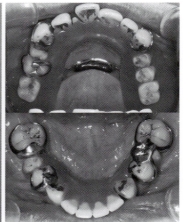

図1 上下顎部分床義歯（左）と口腔内装着時（右）
a：維持装置，b：義歯床，c：人工歯，d：連結装置（義歯床の連結部分を赤色の網で示す）．

歯床の歯肉部や歯槽部）だけでなく，機能下で義歯を安定させ脱落させない
ための維持装置や，義歯床と維持装置あるいは義歯床どうしをつなぐ連結装
置を備える必要があるため，本来の口腔内の構造にはない付加的な構造が口
腔内に生じるからである．

　特に，有床義歯を初めて装着する場合，そうした構造に対する「異物感」
は大きくなり，順応に長期間を有する場合や，慢性的にしゃべりづらさを自覚
することもある．また，義歯装着の経験を有する患者であっても，義歯を新製
した際にその形態がこれまでの義歯と大きく異なっていた場合，同様の症状を
訴えることがある．

2 ▶ 義歯設計上の留意点

　本項では，部分床義歯ならびに全部床義歯の各構成要素において，構音機
能に対してどのような配慮が必要かについて解説する．

1─義歯床（粘膜面，研磨面）

　全部床義歯の維持・安定を高めるためには，義歯床粘膜面の面積は可及的
に拡大することが望ましいが，そのことにより本来欠損組織ではない口蓋部が
被覆され，異物感や感覚の低下とともに，しゃべりづらさが生じる．これを緩
和するには，口蓋部の義歯床面積を縮小するか無口蓋義歯とする方法がある
が，当然のことながら義歯の支持・把持・維持は低下し，強度的にも問題が生
じやすい．したがって，もっとも一般的な対応策としては，口蓋部のレジン床
を金属床とすることにより，厚みを1/3から1/4に減じて違和感を軽減し，順
応しやすくしながら義歯床の機能性と強度を確保することである．しかしなが
ら，保険診療適用外（自費または選定療養）となるため，患者との十分なイン
フォームドコンセントが必要である．

　義歯床の研磨面（口蓋部，歯槽部，歯肉部）は，咀嚼・嚥下・構音などの
機能時において，舌が接触する部位であるから，基本的に滑沢である必要が
あるだけでなく，本来の形態を忠実に再現することが必要である．特に，上顎
歯槽部と歯肉部の形態は「歯音」「歯茎音」「口蓋音」などの構音点を形成す
るだけに，義歯製作上配慮が欠かせない（**図2**）．患者が所持している義歯の
口蓋形態の診断や，義歯を新製する際の蝋義歯の口蓋形態の適否を発音の面
から確認する場合，義歯適合検査用ペーストを用いた**パラトグラム**は簡便で
有用な方法である（**図3**）．

　一方，下顎の義歯においては，歯槽部が舌房を侵害しないことが基本的条
件であるが，条件的に維持・安定が困難な無歯顎症例においては，可及的に

Point-1
パラトグラムは
義歯新製時に蝋
義歯の口蓋形態
の適否を発音の
面から確認する
のに適している．

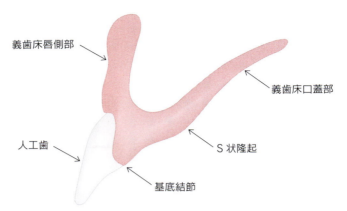

図2 上顎義歯前歯部断面形態
人工歯の形態，角度，対合歯との被蓋関係は「歯音」に，基底結節の形態は「歯茎音」に，S状隆起の形態や義歯床口蓋部の厚みは「口蓋音」の構音に影響を及ぼす．

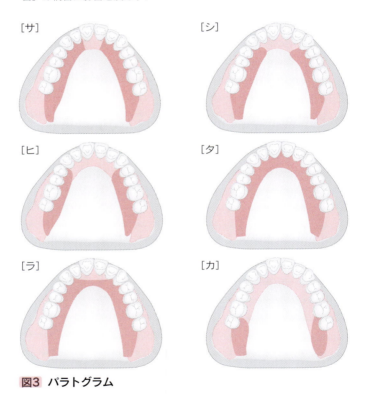

図3 パラトグラム

> **Point-2**
> 下顎無歯顎症例では歯槽部が舌房を阻害しないようデンチャースペースをニュートラルゾーンに設定する．

> **Point-3**
> ニュートラルゾーンを記録する方法に，フレンジテクニックとピエゾグラフィーがある．

義歯を安定させるためにデンチャースペースを<u>ニュートラルゾーン（筋圧中立帯）</u>に設定することが求められる．義歯の製作過程において，ニュートラルゾーンを記録するための方法として代表的なものに<u>フレンジテクニック</u>と<u>ピエゾグラフィー</u>がある．これらの方法では，下顎，舌，口腔周囲組織（口唇，頰）の運動による筋圧を，ワックス，粘膜調整材，印象材などの軟らかい材料

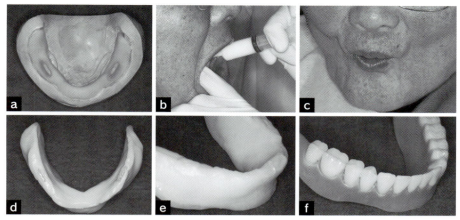

図4 ピエゾグラフィーによる下顎全部床義歯の形態形成法
a：上下顎の顎間関係決定後，ピエゾグラフィー用の基礎床を製作する．b：基礎床を口腔内に挿入し，粘膜調整材を注入する．c：粘膜調整材に流動性がある状態で発音や嚥下の動作を指示する．d，e：b, cを3回繰り返して採得した機能時のデンチャースペース．f：デンチャースペースをもとに製作された下顎全部床義歯．

表1 ピエゾグラフィーにおいて義歯床研磨面形態を形成するために使用する発音（Pierre Kleinの原法による）

形成する部位		使用する発音
唇 側		「Me」「Pe」
頰 側		「So」「Moo」
舌 側	前歯部	「Te」「De」「The」
	臼歯部	「Sis」「Sees」「Sa」

を用いて義歯床研磨面形態として記録するが，特にピエゾグラフィーにおいては発音運動が主体となる（図4，表1）．

2 ― 大連結装置

　部分床義歯において義歯床どうし，あるいは義歯床と維持（支台）装置を連結する金属構造を**大連結装置**と呼び，代表的なものとして上顎に用いられる**パラタルバー**，下顎に用いられる**リンガルバー**がある．片側性の義歯であっても維持・安定を高めるために，これらの大連結装置を用いることが多いが，もともと口腔内には存在しない付加的な構造物であるため，異物感やしゃべりづらさの原因となる．特に上顎においては，パラタルバーの適合性，設定部位（図5），断面形態（図6）に注意を要する．

Point-4
部分床義歯では，大連結装置，維持（支台）装置の設定部位，適合性，断面形態等に注意する．

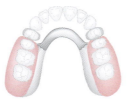 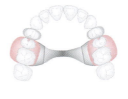 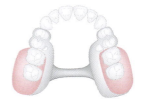

前パラタルバー　　　　　中パラタルバー　　　　　後パラタルバー

図5 上顎パラタルバーの設定部位

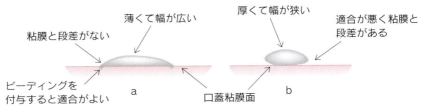

図6 上顎パラタルバーの断面形態
a：良い例，b：悪い例．

表2 発音に影響するクラスプの条件と留意事項

条　件	留意事項
部　位	なるべく前歯部は避ける 鉤腕の走行部位は歯頸部よりにする
断面形態	鋳造鉤よりも線鉤のほうが違和感が大きい 鋳造鉤の場合薄いカマボコ様の断面が望ましい
適合性	鉤腕全体が支台歯に対して緊密に適合していること

3 ― 維持（支台）装置

　部分床義歯において多用される装置で，離脱力に抵抗して義歯を維持する働きを持つ．環状の鉤腕を有する**キャストクラスプ（鋳造鉤）**や**ワイヤークラスプ（線鉤）**が代表的なものであるが，いずれも付加的な構造物であるため，違和感やしゃべりづらさの原因となる．順応しやすくするためには，大連結装置と同様に，設定部位，適合性，断面形態などに配慮が必要である（**表2**）．

4 ― 人工歯

　前歯部人工歯の排列位置や排列角度の設定においては，審美性とともに発音しやすさが重視される．特に，前歯部の**被蓋関係**（**図7**）は，破擦音であるサ行の生成において影響が大きい．このため，蝋義歯の試適においては，サ行単音節やサ行の多く含まれる文（「サクラノハナガサキマシタ」など）の発

Point-5
被蓋関係は，破裂音であるサ行の生成において影響が大きい．

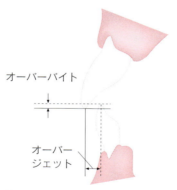

図7 前歯部の被蓋関係（オーバーバイトとオーバージェット）

音を行わせて，聴覚印象や主観的なしゃべりやすさを確認することが推奨される．たとえば垂直被蓋が過剰な場合や不足した場合，水平被蓋が過剰な場合や不足した場合，それぞれ発音時の違和感や音の歪みが生じるので，蝋義歯上で排列位置や角度の修正を行う．

臼歯部人工歯の排列においては，義歯の咬合平衡や咀嚼能率が重視されるが，発音機能については，臼歯部排列位置を決定した結果，舌房が特に狭窄したり，歯槽部の形態が不自然になったりしない限り問題を生じることは少ない．

（小野高裕，堀　一浩）

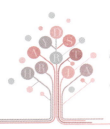

2 — 舌接触補助床（PAP）

1 概要

　舌は，会話時には歯や口蓋と接触することにより構音点をつくり，嚥下時には食物を取り囲んで咽頭方向へ送り込む働きをしている．しかし，たとえば舌癌の手術後や，脳卒中の後遺症や神経疾患による舌の運動麻痺・筋萎縮を持つ患者は，器質的もしくは神経学的な理由により舌の動きが悪くなり，構音や嚥下を行う際に必要な口蓋との接触や口腔内の空間の「せばめ」をつくることが困難になる．そのため，会話時には適切な構音点や構音様式を形成することができず，破裂音（タ行やカ行など）や破擦音（サ行など）などが異なった音として聞かれてしまう（異聴化）ことがある．**舌接触補助床**（palatal augmentation prosthesis：**PAP**）は，上顎に装着する口蓋床または義歯の口蓋部の形態を最適化する（舌の接触が得られるよう膨らみを持たせる）ことによって，代償的に食事時や会話時における舌運動の不足を補うことを目的としたものである（図1）．

2 適応症

Point-1
PAPは舌の実質欠損を伴う舌・口腔底腫瘍術後，脳血管疾患，神経疾患等が適用になる．

　PAPは舌・口腔底腫瘍術後の舌の実質欠損を伴う患者に用いられることが多いが，脳血管疾患や神経筋疾患の患者にも適用される．適用判断にあたっ

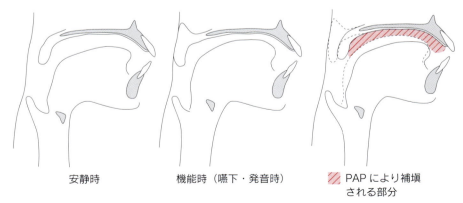

安静時　　機能時（嚥下・発音時）　　▨ PAPにより補塡される部分

図1 舌接触補助床（PAP）の模式図
PAPは機能時（嚥下時，発音時）の舌と口蓋との接触不良を代償する装置である．

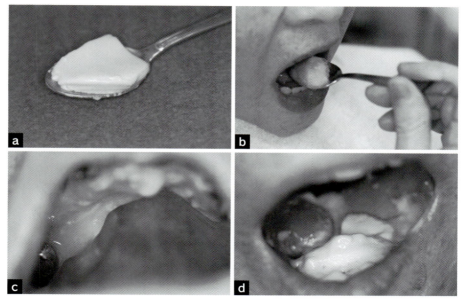

図2 フードテスト
茶さじ一杯程度のプリンまたはムース（a）を患者の口腔内に入れ（b），舌で押しつぶして嚥下させた後，口蓋部（c）と舌，口腔底，口腔前庭など（d）の残留の程度を観察する．

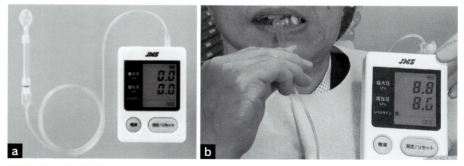

図3 最大舌圧検査
専用舌圧測定器（a）を用いて，バルーンの付いたプローブを口腔内に挿入し，舌尖部を最大努力下でバルーンに押し付けた際の圧力を計測する（b）．

ては，舌の実質欠損の有無と大きさ，舌の可動性や挙上量だけでなく，構音や嚥下時の舌運動障害のスクリーニングを行うことが勧められる．特に，舌と口蓋とが接触して産生される音，たとえば歯音・軟口蓋音破裂音（タ行・カ行など）が異聴化されていないかチェックする．また，舌と口蓋との接触が低下したために起こりうる，唾液の貯留やフードテスト後の口腔内残留も参考になる（図2）．舌圧計を用いた**最大舌圧の測定**も有効である（図3）．

3 製作方法

　機能時に舌と口蓋との間に本来生じてはならないスペースを補塡するために，口蓋床や上顎義歯口蓋部に厚みを付与する（図1）．上顎に歯がすべて残存しており口蓋部分だけのものを**口蓋床型PAP**（図4），上顎歯列に欠損があり有床義歯と兼ねて人工歯を有するものを**有床義歯型PAP**（図5）という．口蓋床型PAPを製作する場合，まず基礎床を用意する．一方，有床義歯型PAPを製作する場合，蠟義歯まで先に製作しておく．あるいは，すでに患者が使用している義歯をPAPに改変することも可能である．その場合，義歯の適合や咬合に問題がないことを確かめておくとともに，少なくとも硬口蓋全体を覆っている形に修正しておく必要がある．

　PAP製作のための印象採得は通法どおり行う．ただし，舌運動障害により口腔保持能力が低下していることから，印象材を咽頭へ流し込まないように印象材の量や稠度には注意を払う．咬合高径の設定について，舌と口蓋との接触といった観点からはやや低めに設定したほうが有利である場合が多い．嚥下時の口腔内圧や，適正な咬合力が発揮されるかどうか，口唇閉鎖ができるかど

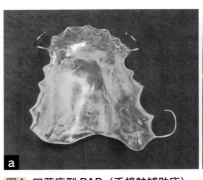 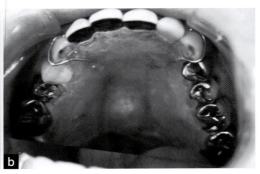

図4 口蓋床型PAP（舌接触補助床）
a：装置咬合面観，b：口腔内装着時．

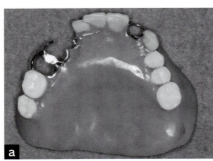 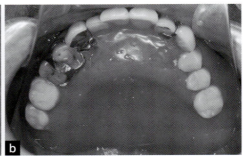

図5 有床義歯型PAP（舌接触補助床）
a：装置咬合面観，b：口腔内装着時．

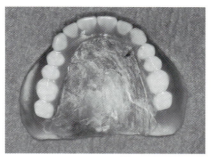
図6 ソフトワックスによる形態採得（有床義歯型 PAP）

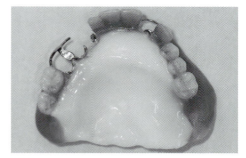
図7 粘膜調整材による形態採得（有床義歯型 PAP）

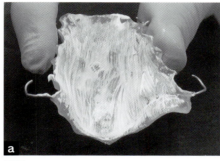
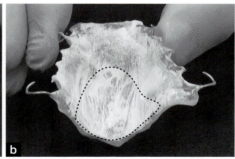
図8 義歯適合検査用ペーストによる舌の接触確認（口蓋床型 PAP）
a：口蓋床にペーストを塗布したところ．b：口蓋床を口腔内に装着し，発音（タ行，カ行）と唾液嚥下を行わせた後取り出したところ．口蓋前方部には舌の接触がみられるが，中央部から後方部（点線で囲った部位）には接触が得られていないことがわかる．

うかなどにも十分に考慮しながら総合的に咬合高径を設定するべきである．

　PAP 形態の付与において，口蓋床や上顎義歯の口蓋部にソフトワックス（図6）や粘膜調整材（図7）などを用いて形態を採得する．ソフトワックスの場合，術者が付与したい形態をある程度誘導することができる．一方，粘膜調整材では患者の運動により形態が決まるので，口腔内での舌の動きが複雑であることが予想される場合でも対応ができるが，稠度が低すぎると咽頭へ材料を流してしまう懸念がある．目標とする舌-口蓋の接触が得られたかどうかは，義歯適合検査用ペーストなどを用いて確認する（図8）．また，特に構音機能回復の観点からは言語聴覚士と連携し，回復すべき構音点に重点的に素材を添加し，その結果を聴覚印象や明瞭度検査によって確認するのもよい．

　PAP を厚くすれば舌-口蓋の接触は得られやすくはなるが，厚くしすぎると破擦音が歪んだり，共鳴腔に不足を生じたりすることがあり，注意が必要である．また，構音時と嚥下時とに必要とされる舌圧は異なることから，製作する PAP に持たせたい（優先したい）効果を念頭に置き，口蓋の厚みを決定する．形態の採得が終了すれば，最終的にレジンに置き換える．装置が重くなってし

Point-2
PAP の形態は，優先して獲得したい効果を念頭に決定する．

まうことが懸念される場合には，中空型として軽量化をはかることを検討する．

4. 装着による効果と限界

　完成した PAP の装着時には，想定した舌-口蓋接触が得られているかどうかを，義歯適合検査用ペーストなどを用いて検討するとともに，構音を自覚的・他覚的にチェックする．口腔内装置に不慣れな場合，違和感のために唾液分泌が過多になってしまい，かえって構音しづらくなる場合がある．食事時以外にも，唾液嚥下が可能かどうかは，前もって確認しておく必要がある．

　PAP 装着によって舌と口蓋との接触が代償的に回復されることで，破裂音（/t/，/k/），破擦音（/ts/）などが回復し，適切な「せばめ」が作られることで，摩擦音（/s/）が回復することが報告されている．ただし，PAP はあくまでも舌の運動を代償することにより機能的な回復をはかる装置であり，舌の可動性そのものを向上させる効果はないということに留意すべきである．したがって，舌の動きの速さや巧緻性の改善はむずかしく，たとえばラ行などの明瞭化は PAP を装着しただけでは望めない．また，舌と口蓋との接触を必要としない音（たとえば，母音やハ行・パ行など）の改善も直接的には期待できないが，舌が大きく切除された症例においては，共鳴腔の適正化という意味での改善効果は期待できる．

　いかなる補綴装置においても共通であるが，患者には装置に慣れて使いこなしてもらう必要がある．特に，重度の構音障害や嚥下障害を有する症例に対しては，健常者に対して自力で義歯に慣れるよう期待するのとは違い，歯科医師と言語聴覚士が連携して機能訓練を行うことが望ましい．それまでに訓練を受けていた症例であっても，PAP 装着によって口腔内の形態が大きく変わることから，新しい口腔内状況に合わせて構音訓練を行う必要がある．単音節ではなく，単語レベルや文章レベルの回復をめざす場合には，自己モニタ能力の養成や呼気の制御などを含めた専門的な構音訓練が必要となる．

（堀　一浩，小野高裕）

3 — 顎補綴装置（顎義歯）

1 概要

> **Point-1**
> 顎補綴装置（顎義歯）は，腫瘍，外傷，炎症，先天奇形などによる顎骨，または口腔軟組織の欠損に適用される．

　顎補綴装置（顎義歯）は，腫瘍，外傷，炎症，先天奇形などによる顎骨，または口腔軟組織の欠損に適用され，欠損部の補塡・閉塞をはかる補綴装置である．上顎欠損にも下顎欠損にも適用されるが，欠損の部位によって病態がかなり異なるために装置の作り方や効果にも違いがある．本章では，上顎欠損に対する顎義歯を中心に述べ，下顎領域の欠損に適用される顎義歯については最後にまとめて述べることとする．

　上顎の顎義歯が適用されるのは，おもに腫瘍切除のために残存歯を含む歯槽骨や上顎骨が切除された場合（図1）や，口唇口蓋裂のために先天的に上顎に欠損（顎欠損）がある場合である．欠損のために鼻腔や副鼻腔と口腔内とが交通してしまうと，呼気が鼻腔もしくは副鼻腔へと漏れて開鼻声を生じ，破裂音などが通鼻音へと異聴化されることが多い．こうした先天的・後天的な顎欠損に対しては，形成外科的な再建術，補綴治療，さらには機能訓練が適宜併用され機能回復がはかられる．上顎の顎義歯は，上顎欠損を持つ症例に用いられ，口腔と鼻腔や副鼻腔が交通している症例に対しては，栓塞部という封鎖のための構成要素を備えている（図2）．

　また，腫瘍切除に伴って歯や歯槽骨，口蓋の欠損が生じるため，これらの構音点が失われることによる構音障害も認められる．さらに，顎関節に近接する部位を切除した後の拘縮による開口障害や，口唇の切除や瘢痕収縮による口唇閉鎖不全は構音障害の原因となる．これらの組織欠損は，咀嚼・嚥下時にも

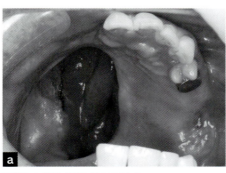 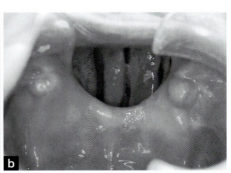

図1　上顎欠損患者の口腔内
a：右側上顎欠損症例，b：上顎前方部欠損症例．

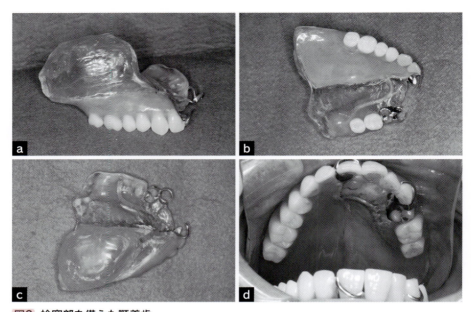

図2 栓塞部を備えた顎義歯
a：側面観，b：咬合面観，c：粘膜面観，d：口腔内装着時．

食塊や液体の鼻腔への侵入，安静時においても口腔乾燥といった深刻な問題を引き起こす．

2 上顎切除症例に対するさまざまな補綴装置

　上顎腫瘍切除の場合，口腔外科医と補綴専門医が手術前から連携をとり，術後の機能障害の予想のもとに，周術期の補綴治療の計画を立てることにより，術後のステージに応じて補綴装置を準備し，早期の機能回復を実現することができる．

　まず，手術中に装着される閉鎖床を ISO（immediate surgical obturator），数日後に装着される閉鎖床を DSO（delayed surgical obturator）と呼ぶ．切除予定の歯列，歯槽部および口蓋部の形態を手術前に印象採得しておくことにより，患者の固有口腔の形態を ISO または DSO 上に忠実に再現することができる（図3）．この方法は，患者の機能回復と心理的負担の軽減に非常に効果的であり，通常の ISO や DSO と比較して，周術期ならびに慢性期のコミュニケーションにおける QOL の低下を軽減することが報告されている．ISO や DSO を用いた場合，治癒過程において，創面を保護するガーゼを除去した後は，さらに封鎖性を高めるため栓塞部を追補するなどの形態修正を行う必要がある．

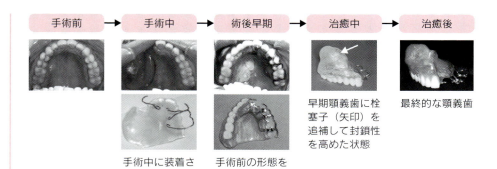

図3 術後早期から顎義歯を用いた上顎欠損症例のリハビリテーションの流れ
ISO：immediate surgical obturator. DSO：delayed surgical obturator.

　上顎切除後の創面が安定した時点で，より審美的・機能的に有利な顎義歯に移行する．創面の安定には通常手術後3〜6か月を要し，欠損部の形態が安定するにはさらに長い期間を要することが多い．したがって，手術後1年以内には組織の治癒を妨げないよう，また欠損部の変化に迅速に対応できるように細心の注意を払って調整を繰り返し，欠損部の形態が安定した段階で通常の顎義歯の製作を開始する．

3　上顎顎義歯の製作方法

Point-2
上顎顎義歯が効果的に機能を発揮するためには，栓塞部が欠損部と適合していることが重要である．

Point-3
上顎顎義歯では，以下の2点がポイントとなる．
・可及的に支台装置を増員し，残存顎堤や欠損部の周囲組織も支持や把持に利用する．
・栓塞部を中空型，天蓋開放型にし，軽量化することが多い．

　上顎顎義歯が効果的に機能を発揮するためには，栓塞部が欠損部と適合していることが重要である．また，栓塞部はある程度（15mm以上）の高さがあったほうが封鎖には有利とされている．したがって，同部の印象は正確に行われるべきである．欠損腔の内部には下鼻甲介や，上顎洞壁などが残遺し非常に複雑な形態を呈していることが多い．印象採得の際には印象材が自然孔に迷入しないように，あらかじめガーゼを一層敷いたりブロックアウトしたりしておく必要がある（図4）．

　また，上顎顎義歯は栓塞部を有するために，通常の義歯と比べて容積や重量が大きくなりがちである．そのため，重力だけでなく機能時の外力が加わりやすい．残存歯を含めて残存組織を最大限に利用して，顎義歯に維持・把持・支持機能を確保する必要がある．具体的には可及的に支台装置を増やし，残存顎堤や欠損部の周囲組織も支持や把持に利用する（図5）．さらに，残存組織に余分な負担をかけないために顎義歯を軽量化する場合が多い．具体的には，製作工程において栓塞部を中空型（図6），天蓋開放型（図7）といった構造にする．

　有床義歯の項で述べたように，義歯床の研磨面形態や人工歯の排列位置の設定は，構音機能の回復に重要であり，欠損した歯槽部や口蓋部を回復する

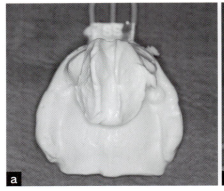 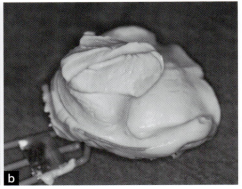

図4 上顎欠損部の印象
a：上面観，b：側方上面観．

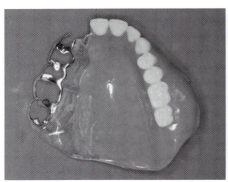 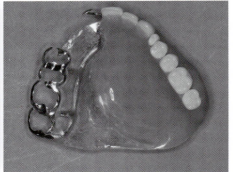

図5 クラスプやレストを多用した上顎顎義歯の設計例

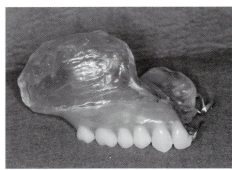 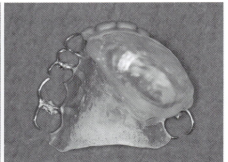

図6 中空型栓塞部を有する上顎顎義歯の設計例

上顎顎義歯においては，一層慎重に行う必要がある．また，上唇部や頰部に瘢痕拘縮を有する症例では，<u>リップサポート</u>を適切に与えて確実な口唇閉鎖が行えるように配慮する．そのためには，蠟義歯試適の際に発音や嚥下機能のチェックを十分に行ったうえで形態を決定することが重要で，歯科医師と歯科技工士との緊密な連携が欠かせない．

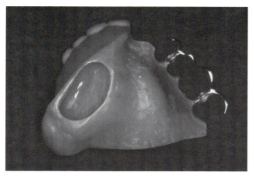

図7 天蓋開放型栓塞部を有する上顎顎義歯の設計例

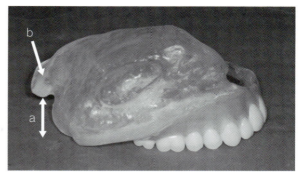

図8 軟口蓋欠損症例に対する顎義歯の栓塞部後面の形態
a：機能時に軟口蓋が挙上する距離，b：封鎖性を高めるための突起部．

4 上顎顎義歯の効果と限界

Point-4
上顎顎義歯の栓塞部が緊密に顎欠損部を封鎖し十分な維持安定が得られた場合，発音時の鼻腔への呼気の漏れは著しく改善されるが，顎欠損部の封鎖が不十分な場合，開鼻声が改善されないことがある．

　上顎顎義歯の栓塞部が緊密に顎欠損部を封鎖し十分な維持安定が得られた場合，発音時の鼻腔への呼気の漏れは著しく改善される．しかし，顎欠損部の封鎖が不十分な場合，開鼻声が改善されないことがある．装着時には，**鼻息鏡**などを用いて，破裂音発音時や会話時の鼻からの息漏れの量をチェックし，漏れが大きい場合は，軟質材料を用いて封鎖性を向上させた後，硬質材料に置換する．一方，顎欠損部から副鼻腔や鼻腔に連なる空間を栓塞部が占め過ぎると，かえって閉鼻声を生じることがあるので注意を要する．

　副鼻腔だけではなく鼻腔と口腔が交通している場合や，軟口蓋に欠損が及んでいる場合，十分な鼻咽腔閉鎖が得にくくなる傾向がある．軟口蓋部に欠損が及んでいる場合には，残存軟口蓋部の可動性をよく観察して栓塞部後方面の形態を調整する（図8）．

5 下顎領域の顎補綴治療

　下顎領域（下顎骨・舌・口腔底部）には，咀嚼・嚥下・構音に関与するさまざまな筋肉や唾液腺が存在していることから，症例によっては術後の機能障害はより複雑な様相を呈する．また，下顎・舌・口腔底腫瘍症例に対しては，腫瘍切除と同時に硬組織，軟組織の即時再建が行われることが多いが，再建後の下顎位，移植皮弁のボリュームならびに可動性，口唇や口腔周囲組織の知覚・運動麻痺などが咀嚼・嚥下・構音機能に大きな影響を及ぼす．

　下顎切除が行われた場合，歯や顎骨が切除されることにより咬合支持の喪失が起こるだけではなく，区域切除の場合には下顎骨の連続性が失われるた

3―顎補綴装置（顎義歯）　63

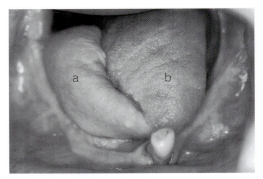

図9 舌切除後の口腔内
a：再建皮弁，b：残存舌．

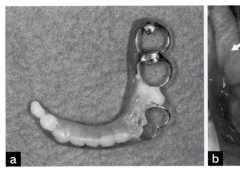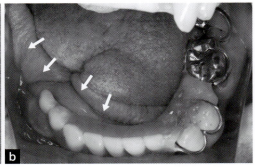

図10 舌癌術後症例に対する顎義歯
a：顎義歯咬合面観（右下臼歯部は意図的に義歯床を短縮している），b：口腔内に装着したところ［顎欠損部から口腔底を被覆する再建皮弁（矢印）の可動域が考慮されている］．

めに上下顎間の咬合関係が変わる可能性がある．また，下顎骨区域切除・非再建症例では残存した下顎骨体が著しく偏位し，上下顎間の咬合不全と下顎運動障害が生じる．舌や口腔底部にも侵襲が及んでいる場合，舌の可動性が低下する．いずれの場合においても，手術侵襲による構音点の喪失と，再建組織の萎縮や残存組織の瘢痕化による可動性の低下，さらに二次的に生じる口唇の閉鎖不全や唾液の貯留などが構音障害の原因となる（図9）．

下顎の顎補綴装置の設計にあたっては，まずどの部位の組織が失われており，可動性が低下しているか，あるいは逆に増大しているかを正確に把握する必要がある．特に，下顎骨の切除後に舌，口腔底，口唇などの粘膜が縫縮されている場合，粘膜の可動域が非常に大きくなっており，義歯床の設定範囲はその動きを阻害しないように縮小する必要がある（図10）．したがって，下顎領域の顎補綴治療においては，顎義歯だけではなく，PAPを適用したり，可動域訓練や筋負荷訓練をしたりといったリハビリテーションを組み合わせて構音機能の回復をはかる必要がある．

（小野高裕，堀　一浩）

Point-5
下顎領域の顎補綴治療においては，顎義歯だけではなく，PAPを適用したり，可動域訓練や筋負荷訓練したりといったリハビリテーションを組み合わせて構音機能の回復をはかる．

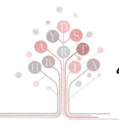

4 — 軟口蓋挙上装置（PLP）とその他の鼻咽腔部補綴装置

1 概要

構音時や嚥下時には軟口蓋は挙上し，鼻腔（上咽頭）と中咽頭を遮断する．この機能を**鼻咽腔閉鎖機能**という（p.39参照）．軟口蓋の挙上量が低下した場合や，軟口蓋そのものが先天的もしくは後天的に欠損した場合は，鼻咽腔閉鎖ができない状態（いわゆる**鼻咽腔閉鎖不全**）に陥る．その場合，会話時には呼気が鼻腔へと流れてしまい破裂音や破擦音などが鼻音化する．この特徴的な発声音を**開鼻声**という．

> **Point-1**
> 鼻咽腔閉鎖不全により開鼻声が生じる．

一般に，筋力低下や神経学的な問題により軟口蓋が挙上しなくなる機能的な鼻咽腔閉鎖不全と，軟口蓋部に欠損があるために引き起こされる器質的な鼻咽腔閉鎖不全があげられる．前者には，脳血管障害や神経筋疾患などが原因疾患としてあげられ，後者には中咽頭腫瘍や口蓋裂があげられる．

鼻咽腔閉鎖不全の診断・評価には，聴覚的な診査のほかに，**鼻息鏡**などを用いて鼻からの息漏れを視覚的に評価する手法が用いられる（p.39参照）．また，内視鏡検査により鼻腔側から軟口蓋の動きを観察する手法，頭部エックス線規格写真（セファログラム）や嚥下造影検査（ビデオフルオログラフィー，VF）を用いた画像診断，ナゾメーターといった専用の装置が用いられる場合もある．

軟口蓋の組織欠損あるいは機能障害によって鼻咽腔閉鎖不全がある症例に適応される装置を，ここでは**鼻咽腔部補綴装置**（velopharyngeal prosthesis）と総称する．そのなかには，機能的な鼻咽腔閉鎖不全に適用される**軟口蓋挙上装置**（palatal lift prosthesis：PLP）（図1），鼻咽腔閉鎖時に器質的に残存した空隙を補い閉塞する**バルブ型鼻咽腔部補綴装置**（図2），硬軟口蓋の破裂あるいは実質欠損をほとんど全域にわたり補塡する**栓塞型鼻咽腔部補綴装置**を含む．

2 PLP

> **Point-2**
> PLPは，軟口蓋を持ち上げることで不足した挙上量を代償し，機能時の鼻咽腔閉鎖不全の改善をはかる．

PLPは，軟口蓋を持ち上げることで不足した挙上量を代償し，機能時の鼻咽腔閉鎖不全の改善をはかるために装着される，上顎の床タイプの補綴装置である．一般的な上顎義歯もしくは口蓋床の後縁に，安静時の軟口蓋を挙上するための挙上子を付与したもので，鼻咽腔閉鎖不全があるとマ行に置換されるパ行などの破裂音に対しては非常に有効である．

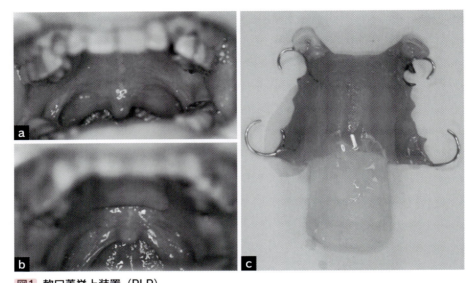

図1 軟口蓋挙上装置（PLP）
a：装着前の口腔内，b：PLP装着時の口腔内（軟口蓋が挙上されている），c：PLP粘膜面観．

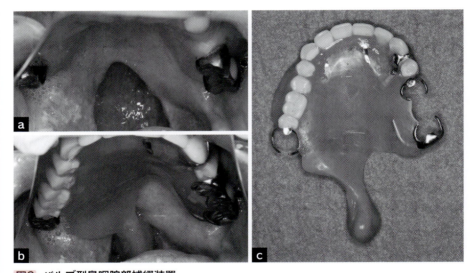

図2 バルブ型鼻咽腔部補綴装置
a：装着前の口腔内，b：装置装着時の口腔内，c：装置研磨面観．

　PLPの適応判断にあたっては，まず発音時や嚥下時の軟口蓋の挙上量をよく診査しておく必要がある．また，嚥下時には左右両側の咽頭側壁が収縮して咽頭腔の幅が狭窄するため，後に挙上子を設計するうえで考慮する必要がある．対象となる疾患には感覚低下を伴うものが多いが，軟口蓋の感覚が鋭敏に残っている場合，PLP装着により<u>咽頭絞扼反射</u>を引き起こすことがあるので，同部の感覚評価も重要である．

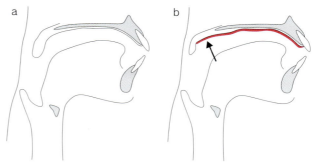

図3 PLP の構造
a：非装着時安静状態，b：装着時安静状態．挙上子（矢印）が軟口蓋を持ち上げている．機能時には，自力による軟口蓋の挙上と咽頭後壁および側壁の収縮により鼻咽腔を閉鎖する．

　PLP を製作する際には，可及的に軟口蓋部まで印象採得することが望ましいが，患者にとっては負担となり，印象材の誤飲・誤嚥リスクも大きいので，あらかじめ感覚の鋭敏さを評価しておく．印象時の患者体位は座位とし，流動性の低い印象材を必要最小限用いるなどの配慮が必要である．

　設計における注意点として，軟口蓋の挙上を図ろうとすればその分だけ装置に離脱力が加わるため，さらにそれに抵抗する維持力を確保しなければならない．口蓋床型 PLP の場合は，広い範囲に 4 箇所程度の維持装置を設け，有床義歯型 PLP の場合は，維持装置以外に義歯床の適合性や粘膜面の吸着を最大限に高める必要がある．

　挙上子は，口蓋床または義歯床口蓋部にワイヤーを介して取り付ける（図3）．適合などに問題がなければ，挙上子をつないでいるワイヤーの角度を調整して軟口蓋の挙上量を決定する．おおよそ硬口蓋の高さに合わせて調整することが多い．発音時に鼻咽腔閉鎖が得られているかどうかの確認は，前述の鼻咽腔閉鎖不全の診断方法と同様に行われる．この際に，挙上量が多すぎて，安静時の鼻腔（上咽頭）と中咽頭との交通を阻害し，鼻呼吸の困難や閉鼻声が生じていないか慎重に確認する必要がある．この段階で試験的に装用してもらうこともある．

　軟口蓋の挙上量（挙上子のワイヤーの角度）が決まったら，2 本のワイヤー間をレジンで埋めて固定をはかる．軟口蓋を確実に挙上させるために，軟口蓋と挙上子の適合は緊密である必要がある．一方で，挙上子や栓塞部の形態の付与に際しては，咽頭後壁と咽頭側壁の動きを妨げないように配慮する．また，挙上子の辺縁部が軟口蓋に食い込まないように注意する．

　また，軟口蓋を挙上させることによって，舌-軟口蓋部の接触が弱くなり，かえってカ行の構音が困難となるような場合がある．そのような症例では，口

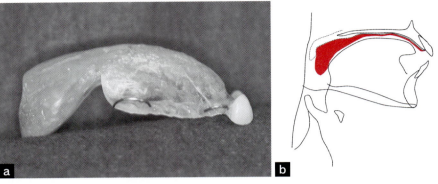

図4 PAP形態を付与したPLPの挙上子
a：装置を側方から見たところ．b：装置を口腔内に装着したところ．舌との位置関係（軟口蓋を挙上しながら，PAP形態により舌後方部との接触を確保している）．

蓋部の後方から挙上子にかけての部分をPAP形態とすることで改善することができる（図4）．

3 バルブ型鼻咽腔部補綴装置

　バルブ型鼻咽腔部補綴装置とはレジン製の小塊（バルブ）を鼻咽腔部に挿入することにより機能時の鼻咽腔の開存部を補塡する装置のことであり，PLPと同様に破裂音の改善において特に有効である．本装置は，口蓋床または義歯本体部と，バルブ部，その間をつなぐワイヤー部から構成される（図2，図5）．

　製作にあたっては，バルブの大きさと位置の設定に注意を払う．安静時には大きく欠損しているように見える場合でも，機能時には咽頭収縮によりかなり

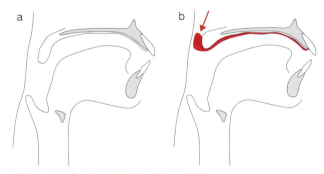

図5 バルブ型鼻咽腔部補綴装置の構造
a：非装着時安静状態．b：装着時安静状態．バルブ（矢印）が軟口蓋の実質欠損を補塡している．機能時には，咽頭後壁および側壁の収縮により鼻咽腔を閉鎖する．

欠損は小さくなる（特に嚥下時のほうが構音時よりも小さくなる傾向にある）．咽頭収縮時にバルブが過度に接触すると，違和感や疼痛，機能障害の原因となる．

　バルブと口蓋床あるいは義歯床を連結するワイヤーの走行は，残存軟口蓋の動きや，舌の挙上時の動きを阻害しないように配慮して設定する．残存軟口蓋の動きができるだけ小さく，咽頭絞扼反射を惹起させない部分にワイヤーを設定することが望ましい．

　印象は軟口蓋部まで採得することが望ましいが，PLPの場合と同様の配慮が必要である．まず，口蓋床あるいは義歯本体部を製作したのち，バルブとの連結ワイヤーを付与する．この段階でいったん口腔内に試適して，構造物が嚥下や構音を阻害しないことや，強く残存組織に接触しないことを確認する．

　次に，ワイヤーの先のバルブ本体と接合する部分にコアとなるレジンを添加しておき，そこに硬めに練った粘膜調整材や軟化したワックスを追加して，構音（特にパ行など），嚥下，頸部運動などを行わせることによってバルブ本体を形成する．バルブが小さすぎると，聴覚的に開鼻声が残り，嚥下時の逆流が生じる．逆にバルブが大きすぎると，鼻呼吸の困難や閉鼻声を生じる．形成した時点でしばらく使用してもらい，最終的に表面形状を機能印象する方法が推奨される．形態が決まったら，バルブ本体をレジンに置き換える．機能時に過不足なく欠損部を埋めることができているかの最終確認には，内視鏡画像を用いることが望ましい．

（堀　一浩，小野高裕）

COLUMN
NSV とソフト PAP

1 NSV

　脳梗塞の後遺障害や筋萎縮性側索硬化症（amyotrophic lateral sclerosis：ALS）などにより軟口蓋の挙上不全を起こして鼻咽腔閉鎖不全をきたした場合，呼気が鼻から抜ける状態になる．発音時に呼気が鼻腔へ流出すると，口腔内圧を高めることができず開鼻声が生じる．開鼻声の改善のために軟口蓋挙上装置（palatal lift prosthesis：PLP）やスピーチエイドが用いられているが，これらの口腔内装置を装着することによる不快感や咽頭反射惹起により使用できない場合がある．その場合に，鼻孔へ弁付バルブを装着することにより鼻からの呼気漏出を防止し，開鼻声を改善する方法が用いられる．このバルブをNSV（nasal speaking valve）と呼ぶ．NSVは口腔内装置と比べて違和感が少なく，さらに，歯への維持を求める必要がないため無歯顎患者にも容易に適用することができる．適応症の目安は，鼻孔を塞いで発音させると，「バ・パ」や「ダ・タ」の発音が明瞭になることである．

2 ソフト PAP

　ソフトPAPとは，軟性の熱可塑性樹脂プレートを成形した舌接触補助床（palatal augmentation prosthesis：PAP）の呼称である．製作はシリコーンパテを用いて作業用模型の口蓋形態をテーブル状に修正したうえで，同プレートの成形を行う．外科的切除に伴う舌の実質欠損や舌の運動障害により摂食嚥下障害や構音障害が生じた場合には，PAPを用いて改善がはかられるが，下顎頭の切除を伴う場合などでは術後に開口障害が生じることがあり，厚みのあるPAPを装着することが困難な場合がある．ソフトPAPであれば可塑性があるため開口障害を有する患者にも適応できる．

（川上滋央，皆木省吾）

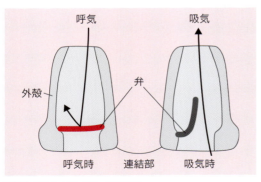

図1 NSVの模式図（前頭断）
吸気時には弁が開くため，鼻からの自由な吸気は可能である．

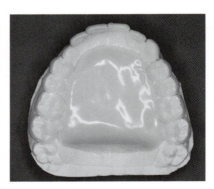

図2 ソフトPAPの写真
口蓋形態はおおむね臼歯部口蓋側歯頸部をつないだ高さとしている．

COLUMN
モバイル型 PLP

　軟口蓋挙上装置（palatal lift prosthesis：PLP）の主目的は，構音障害である開鼻声の改善であるが，嚥下時の食物などの鼻咽腔逆流を防ぐことができる症例もある．しかし，PLPは基本的には嚥下運動には阻害的に作用する．従来のPLPに用いられている軟口蓋挙上子は，硬いワイヤーやレジンなどにて構成されている．この材料では挙上子によって軟口蓋を挙上した位置で固定することとなり，開鼻声に対しては効果があるものの，嚥下時に軟口蓋・奥舌・咽頭後壁の接触を含めた咽頭収縮を妨げるため，違和感や潰瘍形成などの悪影響を及ぼすことが多い．

　そこで，構音と嚥下の改善，双方の両立をめざして考案されたのがモバイル型PLPである（図1）．モバイル型PLPは，軟質材料であるシリコーンおよび歯科矯正に使用される弾性をもつワイヤーにて挙上子が構成されており，可動性がある．構音時は挙上子にて軟口蓋を挙上するが，嚥下時には軟口蓋および咽頭後壁の動きに押されて軟質の挙上子が下前方に曲がる特徴があり，嚥下運動の阻害を少なくすることができる．また，軟口蓋の自発的な動きが認められる場合は，この動きを軟質の挙上子で少し補助することもできる．その結果，従来のPLPと比較すると違和感が少なく，装着中も唾液の嚥下が可能となる．さらには，軟口蓋の挙上によって，嚥下時に鼻咽腔方向へ圧が逃げなくなるため，咽頭残留減少の効果が得られる場合もある．

　問題点としては，作製方法がややむずかしいことと，材料の劣化である．個人差があるが，軟質シリコーンは口腔内に使用することで劣化しやすく，おおよそ3か月に1回程度は材料の置換が必要となる．

　したがって十分な管理が必要となるが，うまく適用・管理できれば，開鼻声と摂食嚥下障害がある患者において，生活の質（quality of life：QOL）の改善が見込める口腔内装置である．

（大野友久）

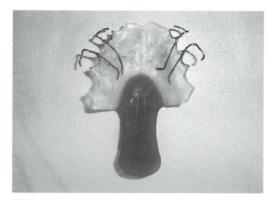

図1 モバイル型PLP
挙上子がシリコーンと弾性ワイヤーで構成されている．

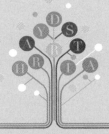

4編

原疾患の概説と障害への介入

口腔疾患による構音障害
口唇口蓋裂

1 疾患の概要と治療の流れ

Point-1
鼻咽腔閉鎖とは，話したり嚥下したりする際に口腔と鼻腔を軟口蓋で分離する機能である．

Point-2
唇顎口蓋裂や口蓋裂では口蓋に先天的な異常を生じて鼻咽腔閉鎖が障害される．

　鼻腔と口腔は咽頭を介して連続しているが，日常の動作（話す，吹く，嚥下するなど）で適宜分離される必要がある．たとえば，笛を吹くときに肺からの空気が鼻に抜けてしまうと，口から強い圧力で空気を笛に送り込むことができない．この鼻腔と口腔が分離される機能を<u>鼻咽腔閉鎖</u>という．口蓋帆挙筋の収縮により軟口蓋が後上方に挙上してあたかも弁のように作用すると同時に，口蓋咽頭筋や上咽頭収縮筋の収縮による咽頭の狭小化が生じることにより，鼻咽腔閉鎖が得られる（図1）．口蓋に先天的な異常を生じて鼻咽腔閉鎖が障害される疾患に<u>口唇口蓋裂</u>がある．

　胎生4～10週にかけて，一連の発生過程が途切れることなく進行し，顔面および口蓋が形成される．口唇口蓋裂は，この発生過程の一部が途切れることで発症するもので，途切れる程度により形態が異なる．口唇に限定していれば唇裂，さらに歯槽に達していれば唇顎裂，口蓋にまで達していれば唇顎口蓋裂，裂が口蓋に限局していれば口蓋裂に分類される（図2）．このうち唇顎口蓋裂と口蓋裂は口蓋に裂が生じているために，鼻腔と口腔が常に交通して鼻咽

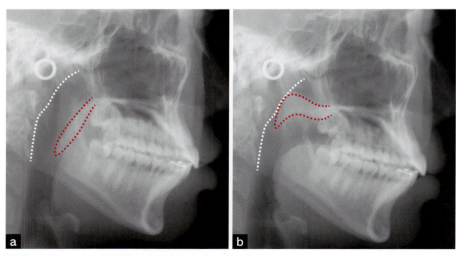

図1　頭部エックス線規格写真から見た鼻咽腔閉鎖
a：鼻から吸気したときは軟口蓋（色の破線）が下垂している．b：口から空気を吹く動作では軟口蓋が挙上して咽頭後壁（白色の破線）に接している．

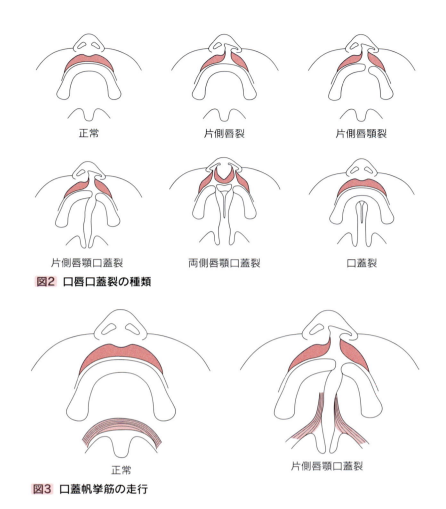

図2 口唇口蓋裂の種類

図3 口蓋帆挙筋の走行

腔閉鎖が障害される．

　口蓋帆挙筋は，軟口蓋を懸垂するハンモックのように走行して両側の筋が軟口蓋正中で交わり，収縮に伴い軟口蓋が挙上する．ところが口蓋裂では両側の筋が軟口蓋正中で交わることなく前方の硬口蓋に付着するため，解剖学的に軟口蓋の挙上が困難となる（図3）．そのため口蓋形成術では単に裂を寄せて縫合するのではなく，本来の筋の走行を再建する．さらに，口蓋形成術の際に両側の皮弁を寄せると軟口蓋が前後的に短くなり，この傾向は口蓋裂の幅が広い場合に著しい．しかも口蓋裂では軟口蓋を構成する組織の量が少ない傾向にあり，手術には軟口蓋を短くする要因が多い．口蓋形成術の後においても軟口蓋が短いと，軟口蓋の挙上に際して軟口蓋後端が咽頭に届かないため，鼻咽腔閉鎖が得られない．口蓋形成術では口蓋裂を確実に閉鎖すると同時に，軟口蓋を後方に伸展させるという相反する条件が求められ，口蓋の粘膜を広範に剥離して後方に移動するような侵襲の高い手術となる．

口唇と口蓋の裂は手術により閉鎖されるが，その時期は目的が異なるために，二期的に行われることが多い．唇裂は外見上目立つだけでなく，鼻が変形し，口輪筋の断裂により自立的な哺乳が困難等の問題を解決するため，全身状態が許せば可及的早期に**口唇形成術**が行われる．一方，口蓋形成術は筋の再建と軟口蓋の体積確保を行うために骨組織に達する侵襲の高い手術となり，その後の上顎骨の発育が抑制される可能性が高く，手術時期は遅いほうが望ましい．しかし言語の習得には鼻咽腔閉鎖が必要なので，あまり遅くできないというジレンマがある．実際には言語の習得が始まる前の1～2歳に口蓋形成術が行われる．

　乳幼児期の手術が終了しても，その後の発育の過程で顎発育異常や構音・咀嚼機能異常を示すことがある．そのため単独の診療科で対応できず，形成外科，小児科，耳鼻咽喉科，言語治療科，口腔外科，矯正歯科，小児歯科などによる集学的治療が行われている．集学的治療といっても口腔顎顔面領域の発育を支援するもので，口唇口蓋裂ではない児童と同様に養育することを通して患児の自立を促し，手術や矯正治療のような患児にとって負担になる治療介入を極力控えることを意図している．以下に唇顎口蓋裂を想定した治療の流れを記す[1,2]．

1 ― 出生から口唇形成まで

　口唇形成術に備えて体重増加を優先させる必要から，主に口蓋裂児用乳首を用いて栄養を摂取する．積極的な吸啜がなくてもミルクが出るため，口腔周囲筋の運動が発揮できず，乳幼児期の顎口腔機能の発育に影響する懸念がある．吸啜・嚥下に伴う舌や口腔周囲筋の機能を可能な限り正常に近づけることを目的として**口蓋床**（図4）を用いる[3]．口蓋床を装用することにより口蓋裂が補綴的に閉鎖されるが，軟口蓋後縁が挙上できない状況に変わりはなく，鼻咽腔閉鎖は獲得できない．そのため授乳が急に正常化するわけではなく，多く

Point-3
口蓋床は，吸啜・嚥下に伴う舌や口腔周囲筋の機能を可能な限り正常に近づけることを目的として用いられる．

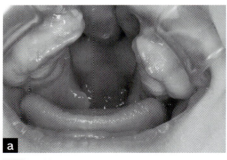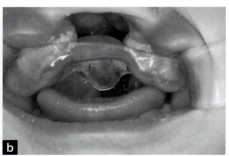

図4　口蓋床
a：装用前は咽頭後壁，鼻中隔が直視でき，鼻腔と口腔が大きく交通していることがわかる．b：口蓋床を装用すると硬口蓋と軟口蓋の一部が補綴的に閉鎖できる．

Point-4
口蓋床は生後速やかに適用することが望ましい.

Point-5
口蓋床は口蓋形成術直前まで使用するが,乳歯の萌出が始まるため,乳歯の萌出を妨げないように床を削合・調整し,必要に応じて新たに作製する.

の患児では徐々に本来の授乳に移行できるよう支援する.口蓋床を適用することにより哺乳量の増加や裂幅の縮小が期待できるため,口蓋床は生後速やかに適用することが望ましく,一定期間経過した後に適用すると,機能獲得が遅れるだけでなく口蓋床に適応しないこともある.

口唇形成術の時期は医療施設により異なる.家族は早期の手術を望むが,手術侵襲が高いため,患児の全身状態を勘案して時期を遅らせることもある.さらに出生直後では,口唇周囲の組織量が少ないために術者にとって手技上のリスクが高い.実際には生後3か月以上経過し,体重6kgを目安に口唇形成術が行われることが多い.

2 ─口唇形成から口蓋形成まで

口蓋床は口蓋形成術直前まで使用するが,乳歯の萌出が始まるため,乳歯の萌出を妨げないように床を削合・調整し,必要に応じて新たに印象を採得して口蓋床を作製する.小児歯科医による口腔衛生管理は乳歯萌出から始まる.とくに顎裂部に隣接する歯は形態異常や位置異常を伴うことが多く,う蝕に罹患しやすい.口蓋裂の場合は歯槽形態の連続性が保たれているが,唇顎口蓋裂の場合は歯槽が側切歯相当部で断裂しているために,歯槽形態が狭窄・変形することがある.口蓋床は裂縁以外の口蓋粘膜に適合しているため歯槽の変形を防止することが期待できる.

口蓋形成術の時期も医療施設により異なる.前述のように,口蓋形成術は口蓋の粘膜を広範に剥離して後方に移動するような侵襲の高い手術のため,術後に上顎の発育抑制をきたす.上顎の発育を考慮して手術時期を遅くしたいが,言語の発達は2歳以降なので,1～2歳で手術を実施することが多い.なお,口蓋形成術を行うと口腔と鼻腔が分離されるため,口蓋床は不要となる.

3 ─幼児期（口蓋形成以降）

3歳頃には乳歯列が完成し,幼児期以降は食事指導やう蝕予防管理が始まる.一般的に,手術後の治癒過程において結合組織を主体とした瘢痕が形成される.瘢痕は,本来の組織とは異なり細胞成分や血流が乏しい傾向にあり,その程度には個人差がある.口蓋形成術の後に形成される瘢痕は外見上目立つ部位ではないので気づかれないが,長期的には上顎の発育を抑制する.上顎の低形成が生じた場合,反対咬合が目立ちはじめるのもこの頃で,5歳頃にエックス線写真や口腔模型を採得して治療の適応と開始時期を評価する.なお,口唇形成術を行っても瘢痕の個人差から外見上の違和感が残ることは多い.社会適応が制限される可能性は無視できず,就学前に口唇や鼻の形態修正術を行うことがある.

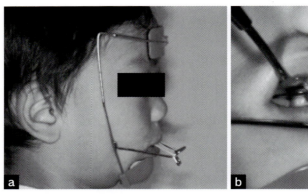
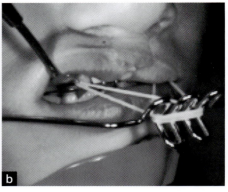

図5 上顎前方牽引装置
a：上顎前方牽引装置は額とオトガイを固定源としている．b：口腔内装置と上顎前方牽引装置をゴムで牽引することにより上顎の前方への成長を期待する．

4 ─ 学童期

　上顎骨の前方成長抑制や狭窄を生じることに伴う咬合異常を認めることが多いが，この時期は<u>混合歯列期</u>のためマルチブラケット装置による歯の排列を行うことは少ない．しかし，上顎の低形成に伴う反対咬合については，年齢とともに上顎前方牽引装置（図5）に対する反応が低下するため比較的早期から矯正治療を開始する．永久歯の萌出が完了する思春期までの期間は長く，う蝕予防管理を中心とした経過観察が主体となる．なお，言語訓練の結果に応じて，鼻咽腔閉鎖不全の補綴的改善として<u>軟口蓋挙上装置</u>（palatal lift prosthesis：PLP），あるいは外科的改善として咽頭弁形成術が適用されることがある．

　唇顎口蓋裂や唇顎裂の場合は顎裂部に骨欠損があり，同部への歯の萌出が妨げられるため顎裂部に骨移植を行う．骨移植の時期は医療施設により判断が異なるが，自家骨を採取する腸骨の発育を考慮して，犬歯萌出前の9歳前後に行われることが多い．

　口蓋形成術を行っても，術後管理や血流の不足などにより口腔と鼻腔との閉鎖が得られずに<u>瘻孔</u>（ろうこう）という穴が生じることがある（図6）．瘻孔は口腔内の食物が鼻に抜けてしまうだけでなく，構音障害の原因になることもあるので外科的に閉鎖するが，口蓋閉鎖床で補綴的に閉鎖する場合もある．

5 ─ 思春期

　思春期になると第二大臼歯を含む永久歯の萌出が完了する．すでに，口唇や口蓋の裂は外科的に閉鎖され，顎裂部への骨移植により歯槽の連続性が回復しているので，この時期の治療は通常の矯正治療と変わるところはない．マルチブラケット装置を用いて歯を移動し，咬合異常を改善する．しかし，口唇

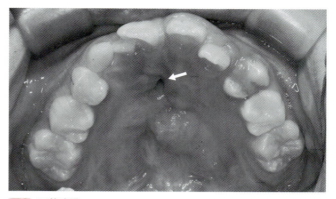

図6 口蓋瘻孔
口蓋形成術の術後に生じた瘻孔（矢印）．瘻孔が存在することにより食物が鼻腔に逸出したり，構音異常を生じることがある．

　口蓋裂では上顎の低形成を示すことが多く，下顎の大きさによっては反対咬合の程度が顕著となり，矯正治療のみでは咬合異常を改善できないことがある．このような場合は，通常の矯正治療に加えて上顎骨あるいは下顎骨を外科的に移動する外科的矯正治療が適用される．

　鼻は外見上目立つため社会適応の面からも注意を要する．思春期成長の間も鼻の形態が変化するため積極的に手術することは少ないが，成人に近づいて形態が安定した時期に患者本人や保護者の意向を勘案して外科的に形態修正術を行う．

（小森　成）

2 障害に対する機能訓練

1 ―言語の特徴

a. 声の問題

　口蓋裂のある小児では，**鼻咽腔閉鎖機能不全**を代償するために喉に力を入れた発声習慣があることがあり，その結果**嗄声**が出現することがある．

b. 共鳴の異常

　鼻咽腔閉鎖機能不全が原因で過度の鼻腔共鳴による**開鼻声**がみられることがある．また，鼻腔共鳴が減少した結果現れる**閉鼻声**も観察されることがある．アデノイドなどの器質的異常が原因となることもあるが，咽頭弁形成術後に咽頭弁の幅が広すぎたことが原因となることもある．

Point-6
口蓋裂児では鼻咽腔閉鎖機能不全に起因した嗄声がみられることがある．

Point-7
鼻咽腔閉鎖機能不全が原因で過度の鼻腔共鳴による開鼻声がみられることがある．また，鼻腔共鳴が減少した結果現れる閉鼻声も観察されることがある．

c. 構音障害

構音の誤りには，鼻咽腔閉鎖機能不全と関連があるものと関連が少ないものがある．関連のあるものには，呼気鼻漏出による母音，子音の歪みがあり，関連が少ない誤りとしては，口蓋化構音，側音化構音，鼻咽腔構音，発達途上の誤りとしての置換や省略，または不正咬合や歯列不正などが原因の歪みである．

d. 言語発達

口蓋裂のある小児は，裂のない定型的発達の小児と比較して，言語発達が遅れることがある．

2 ─評価[1]

口蓋裂児の評価には，標準化された**口蓋裂言語評価**（言語臨床用）[1] がよく使われる．

a. 口腔・顔面の評価

軟口蓋の長さ，口腔咽頭間の距離（安静時と/a/発声時），/a/発声時の軟口蓋の動き・咽頭側壁の動きを評価する．

b. 構音・共鳴・声の異常の評価

構音障害の有無と種類を評価する．誤った音と異常な構音を検出する．また，開鼻声，呼気の鼻漏出による子音の歪み，閉鼻声，嗄声などを評価する．異常な構音操作がある場合は，それが口蓋裂に関連した誤りなのかそうでないのかを判定する．

c. 鼻咽腔閉鎖機能の評価

ブローイング検査：鼻咽腔閉鎖機能を評価する．一般的に使うストロー吹きや発声時の鼻息鏡は低年齢児には使いにくいことから，巻き笛やラッパなどを使った遊びの場面を観察することで評価することもある．

鼻咽腔ファイバースコープ検査：鼻咽腔の閉鎖を直接内視鏡で観察する．検査対象は母音，破裂音や摩擦音の子音，文章課題（復唱や音読）などで，閉鎖の程度，タイプ，軟口蓋・咽頭側壁・後壁の運動を観察評価する．

発話の聴覚判定：鼻咽腔閉鎖機能不全が原因で起こる子音の歪み，開鼻声の有無を聴覚的に判定する．

セファログラム：安静時の軟口蓋の長さや厚さ，構音時の軟口蓋の挙上量，口蓋咽頭間の距離を測定する

ナゾメーターによる検査：口腔と鼻腔から出された音声から音圧比を測定する．

Point-8
鼻咽腔閉鎖機能の評価には，ブローイング検査，鼻咽腔ファイバースコープ検査，セファログラム，ナゾメーターによる検査，などがある．

新生児期 →	乳児期			→ 幼児期 → 学童期 → 青年期
	口蓋形成術前	口蓋形成術後		
評価指導	術前評価	評価	言語管理	言語観察
哺乳指導を含めた母親指導	精神発達の評価	鼻咽腔閉鎖機能の評価	遊びや日常生活の中での鼻咽腔閉鎖機能の改善訓練	言語管理の間に改善しなかった音を対象に訓練を実施する. 正常構音獲得後も成長や口腔の変化によって機能が変化することがあるので，観察をする
	言語発達の評価	言語発達の評価	口腔内圧を高める訓練	
	構音発達の評価	構音の評価		

図1 年齢に応じた言語聴覚士のかかわり

3 ― 発話障害への介入[2)]

a. 年齢に合わせたかかわり（図1）

　言語聴覚士の口蓋裂児へのかかわりは，一般的には出生直後から始まり，口蓋裂の一貫治療が終了する成人期まで続く．年齢に合わせた対応が必要である．

b. 鼻咽腔閉鎖機能不全への訓練

　補綴的発音補助装置による治療と外科治療，言語治療がある．鼻咽腔閉鎖不全の程度や年齢などを考慮し組み合わせて行うのが一般的である．ここでは言語治療について述べる．軽度の鼻咽腔閉鎖不全症例においては，補綴装置や外科処置に先立って言語治療を行うことがある．ブローイング訓練，口腔内圧を高める訓練，口腔内圧を必要とする破裂音などの構音訓練を実施する．一般的には3〜6か月行っても効果がみられないときにはほかの手段や治療法に切り替える．

c. 構音訓練

　言語管理を行っても構音の改善がみられない場合は，系統だった構音訓練を実施する．方法は他の構音訓練を同様である．鼻咽腔閉鎖不全が原因の構音の誤りに関しては，その症状によって環境を整えてから訓練に入るほうがよい．

（西脇恵子）

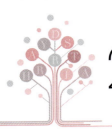

口腔疾患による構音障害

2 ― 舌小帯付着位置異常（舌小帯短縮症）

1 疾患の概要と治療方針

　舌小帯とは舌と口腔底をつなぐ膜状のひだである．舌小帯が短く舌の先端側に付着していると，舌前方伸展時に舌尖が小帯に引っ張られハート形にくぼみ（図1），開口した状態で舌尖部が上方に上がらず口蓋に付かない（図2）．このように舌の運動機能に制限がある状態を舌小帯短縮症という．舌小帯短縮症により，舌の運動機能不全が原因で構音障害が生じることがある．舌小帯短縮症のみで哺乳障害や摂食機能障害が生じることはまれで，哺乳や摂食の障害が生じた場合には全身的な疾患も考慮する必要がある．

　舌小帯は，新生児期や乳児期では成人と比べて太く短く，成長とともに長く

Point-1
舌小帯短縮症による舌の運動機能不全が原因で構音障害が生じることがある．

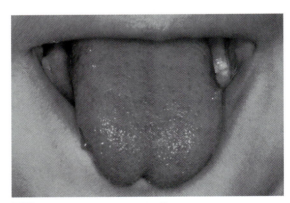

図1　舌尖部のハート型のくびれ

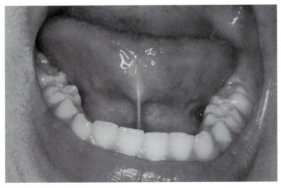

図2　舌の挙上運動制限

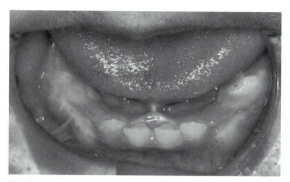

図3 1歳9か月の太く短くみえる舌小帯

引き延ばされ付着位置が変化することが多い．一見，舌小帯短縮症を疑ったとしても，成長に伴い正常な形態へと変化する可能性が高い（**図3**）．舌小帯短縮症が哺乳障害の原因となる医学的根拠はなく，通常は舌小帯が短縮傾向にあっても哺乳は可能で，体重の増加も順調であれば，手術の適応ではない．

　舌小帯短縮症の手術適応は，舌の運動機能不全による構音障害が主訴である症例となる．しかし，構音障害のために早期に手術をする必要性はない．母音が完成する3歳頃では，機能訓練や言語訓練で改善をはかる．構音機能の発達が完了する5歳頃に訓練の効果を判定し，舌小帯形成術を施行するか否か判断する．舌小帯形成術を行った場合でも，術後に機能訓練や言語訓練を行い，舌の運動機能の改善に努める必要がある．ただし，舌小帯短縮症による機能障害が子どもの心理的問題（いじめの原因や本人の劣等感など），家族の精神的負担につながるような場合には早期の手術も検討が必要である．

（小口莉代，小方清和）

> **Point-2**
> 舌小帯短縮症の手術適応は，舌の機能不全による構音障害が主訴である症例となる．

2　構音障害への介入

1─術前検査

　手術適応の症例では，可能であれば手術前に発声発語器官の形態や運動の機能（**表1**）[1] および構音機能を評価する．術後の状態と比較対照するためにも，**術前検査**は必要である．また，手術前に舌の運動課題を提示することもできる．これは手術前に舌小帯のストレッチを行うことが目標であり，術前の運動を実施することが術後の運動機能に良い影響があるといわれている[2]．術後の機能訓練への準備として，術前から習慣的に毎日行うという意味もある．ストレッチは前方，側方，挙上方向，後退方向の4方向について実施する．

　構音機能については，舌の運動制限による音の誤りであるのか否かの判断

表1 舌の随意的運動機能評価

		1	2	3	4	5
可動域	前方	ほとんど動かない	歯列内に留まる	歯列は越えるが口唇より前方	口唇の上	口唇を越える
	側方（左）	ほとんど動かない	中央から口角までの1/3	口角までの1/2	口角近くまで	舌尖が口角を越える
	側方（右）	ほとんど動かない	中央から口角までの1/3	口角までの1/2	口角近くまで	舌尖が口角を越える
	挙上	ほとんど動かない	下顎の咬合位まで	開口位で1/2	開口位で上顎歯列の下端	開口位で上顎まで
巧緻性の高い動作	水平に保持	ほとんど動かない	舌尖が下降する	舌尖がやや挙上する程度	一瞬なら保持可能	数秒保持できる
	口唇トレース	ほとんど動かない	一方向のみ可能	トレースはできるが拙劣	片方のみスムーズにできる	どの方向にもスムーズにできる
	舌打ち	ほとんど動かない	舌は動くが音は出ない	音は出るが拙劣	1回程度なら可能	連続して可能

が必要である．たとえば発達途上にみられるような音の転置の誤りは，舌小帯付着異常との関連は考えられない．このような誤りは手術によって改善されるものではないので，その旨保護者に説明が必要である．実際にどの音が舌小帯付着異常と関連がある可能性があるのかについては症例によって異なるので，言語聴覚士にも相談することが良い．

2―術後検査

術後，抜糸をする時点で**運動機能評価**を行う．この時点で術前にあった構音の症状が消失していても，手術による**瘢痕拘縮**を予防するために，舌の運動はそのまま継続する．

3―機能訓練

術後1か月程度経過したとき，運動制限や構音の障害があった場合には，系統だった訓練が必要である．この時点での運動機能訓練は，舌の瘢痕拘縮予防に加えて，随意的な動作の獲得を目的としたものである．

構音訓練は，誤っている音に対して行う．実施手技は一般的な構音障害に対するものと同様である．舌小帯付着異常が軽度の場合，訓練を見送られることがあるが，通常の会話では問題がなくても速度の速い状況になると話しにくくなることもあるので，訓練の適応には十分な考慮が必要である．

（西脇恵子）

口腔疾患による構音障害

3 — 顎変形症による構音障害

1 顎変形症とは

Point-1
顎変形症とは，上下の顎骨の形態・大きさの異常などにより，咬合異常，顔貌変形などを呈するものをいう．

　顎変形症とは上顎骨や下顎骨の形や大きさの異常，両者のアンバランスによって噛み合わせの異常（咬合不正）と顔の変形などの症状を示すものをいう．顎変形症の発生には遺伝的な要素が強いものの，そのほとんどは原因不明である．小児期では異常に気づかず，思春期の二次成長期に症状が明らかとなる．

　顎変形症のなかには上顎骨の変形，下顎骨の変形，上下顎骨の変形が含まれている．また，成長の過剰による変形と成長の不足による変形にも分類することができる．代表的な顎変形症としては，下顎骨が突き出た下顎前突症，逆に下顎骨が小さい小下顎症，上顎骨が突き出た上顎前突症，奥歯だけが噛み合っていて前歯が噛み合わない開咬症，あるいは左右の顔の大きさが異なる顔面非対称などがあり，それぞれに特有の咬合不正と顔面変形を伴う．このような顔の変形が，精神的ストレスの原因となる．また，咬合不正により硬いものが噛みにくいといった咀嚼障害が生じたり，舌の低位や高口蓋により口腔が広がり，結果として口腔内圧が低くなることによる摂食嚥下障害などの原因となったりもする．

2 顎変形症と構音障害

Point-2
顎変形症は構音にも影響を及ぼし，とりわけAngle III級の骨格性下顎前突症患者で構音障害の報告が多い．

　顎変形症は構音にも影響を及ぼしており，前歯部の開咬，口腔周囲筋の異常を伴うAngle II級I類症例，上下顎切歯が接触しておらず異常な舌機能を伴うAngle III級症例などで構音障害が認められており，とりわけ，Angle III級の骨格性下顎前突症例で多く報告されている．

　骨格性下顎前突症患者では，構音位置でみると，口唇閉鎖ができにくいため両唇音が障害されたり，上下顎切歯が接触しないため，歯音・歯茎音の異聴が認められたりする．さらに，構音方法では，破裂音や破擦音が障害されるとされており，結果として，日本語では，歯茎摩擦音［s］がもっとも大きく障害され，その他，歯茎破裂音［t］や両唇破裂音［p］にも影響があるとされている．

　歯茎音は，上顎歯茎部に対する舌の動きが摩擦的に働くか，破裂的に働く

かによって，その相違が現れる．**摩擦音**は，声道内の狭めを呼気が通り抜けるときに周囲との摩擦で生じる音であることから，歯茎摩擦音［s］では，舌側縁と歯列の間がしっかり閉鎖され，上下の切歯間に狭めを形成することが必要となる．しかしながら，下顎前突症では，舌が低位置を取り，緊張を失って弛緩していることが多いため，舌と歯茎でつくられる狭めの幅が広くなりやすく，その結果として，音の障害が出やすいとされている．また，上下の歯の水平被蓋が大きいため，上下の切歯間の狭めを形成しにくいこともその原因として挙げられている．

　もっとも，顎変形症では，日常生活に支障をきたすほどの構音障害を認めることは少なく，このような聴覚的な構音の歪みがあっても患者自身が自覚していることは少ない．さらに，顎矯正手術よって構音は改善するとされているが，その自覚度には差があり，また，舌が新しい口腔内環境に徐々に順応していくためにある程度の期間が必要とされていることから，手術後半年程度の経過報告では，正常被蓋をもつ者の明瞭度までには至らないといった報告も認められる．したがって，顎変形症の外科治療時には，手術に伴うリスクのみならず構音の変化に関しても，術前に十分な説明をしておくことが重要である．

（吉田光由）

口腔疾患による構音障害

4 口腔咽頭癌術後
―概要と構音障害への介入

1 口腔咽頭癌の疫学と標準治療

1―口腔咽頭癌の疫学

> **Point-1**
> 口腔癌の好発部位は，舌がもっとも多く60.0%を占め，下顎歯肉11.7%，口底9.7%，頬粘膜9.3%，上顎歯肉6.0%，硬口蓋3.1%と続く．

わが国の**口腔咽頭癌**の罹患数は，「国立がん研究センター」が公表する「がん罹患数予測」では23,000人で，全罹患数（1,013,600人）の約2%とされている[1]．また，口腔癌の好発部位では，舌がもっとも多く60.0%を占め，次いで下顎歯肉11.7%，口底9.7%，頬粘膜9.3%，上顎歯肉6.0%，硬口蓋3.1%と報告されている[2]．

口腔咽頭癌の治療は，生検にて病理診断が確定後，各種画像診断，全身状態，転移巣などの有無を精査したのち，「国際対がん連合（Union for International Cancer Control：UICC）」第8版（2017）に基づいた **TNM（T：原発腫瘍の大きさ，N：所属リンパ節転移，M：遠隔臓器転移）分類** に基づいた進展度，病期分類が行われる．これらの分類に基づきエビデンスの収集が行われ，口腔癌においては，標準治療としての治療指針が日本口腔腫瘍学会，日本口腔外科学会による「科学的根拠に基づく口腔癌診療ガイドライン2013年版」[3]，日本頭頸部癌学会による「頭頸部癌診療ガイドライン2018年版」[4]などにおいて，アルゴリズムとして公表されている．

2―口腔癌の標準治療

口腔癌の標準治療は，病期，原発巣，所属リンパ節転移を考慮した手術療法である．舌癌における原発巣（舌）の切除は，舌部分切除術，舌可動部半側切除術，舌可動部（亜）全摘出術，舌半側切除術，舌（亜）全摘出術に大別される．また，下顎歯肉癌は，下顎骨辺縁切除術，下顎骨区域切除術，下顎骨半側切除術，下顎骨半側切除術に，上顎歯肉癌では，上顎骨部分切除術，上顎全摘出術，上顎拡大全摘術（眼球含む）に分類される（**表1**）．そして，切除後は，切除範囲に応じて構音，咀嚼，嚥下機能を考慮した再建方法が選択される．また下咽頭癌では，早期癌においては喉頭温存を重視した内視鏡的切除術，経口的切除術，喉頭温存・下咽頭部分切除術を選択し，進行癌では喉頭摘出は不可避となり喉頭摘出・下咽頭部分切除術，下咽頭・喉頭摘出術，下咽頭・喉頭・頸部食道全摘術，下咽頭・頸部食道全摘術などに加え，

表1 主な口腔咽頭癌の手術（原発巣・再建手術）

舌癌	下顎歯肉癌	上顎歯肉癌	下咽頭癌	軟組織欠損再建手術	
舌可動部部分切除術	下顎骨辺縁切除術	上顎骨部分切除術	内視鏡的切除術	皮膚・粘膜移植	
舌可動部半側切除術	下顎骨区域切除術	上顎全摘出術	経口的切除術	有茎弁・有茎皮弁	
舌可動部（亜）全摘出術	下顎骨半側切除術	上顎拡大全摘術（眼球含む）	喉頭温存・下咽頭部分切除術	有茎筋皮弁	
舌半側切除術	下顎骨亜全摘術		喉頭摘出・下咽頭部分切除術	血管柄付き遊離皮弁	前腕皮弁
舌全摘出術			下咽頭・喉頭摘出術		前外側大腿皮弁
			下咽頭・喉頭・頸部食道全摘術		腹直筋皮弁
			下咽頭・頸部食道全摘術		空腸移植

遊離空腸移植による再建が行われる．近年では，QOL の維持を目的として，根治的な**放射線治療**や抗癌剤を併用した**化学放射線治療**を行い，腫瘍残存例に対し救済手術を検討する場合や導入化学療法を施行後，効果判定により不変，増悪例，一部の部分奏功例に対し，喉頭摘出を行うこともある．一方，上咽頭癌は，放射線治療が標準治療とされており，症例に応じて化学放射線治療が行われる．中咽頭癌の標準治療は確立していないが，進行癌では経口的手術が困難で，広範囲の再建手術や原発巣が中咽頭前壁を占拠する場合は，喉頭温存が困難となることもあるため，これらが適応となることもある．

2 口腔咽頭癌手術と構音障害

Point-2
口腔咽頭癌手術では，切除範囲によって構音障害が生じる．

　口腔と中咽頭は，舌，口唇，上下顎，軟口蓋，歯などが発語器官として重要な役割を有している．そのため，ひとたび手術や放射線治療後の拘縮等で機能喪失や低下をきたすと，さまざまな**構音障害**が生じる．特に口腔咽頭癌手術においては，切除範囲によって構音障害が生じて**発語・発話明瞭度**が低下する．そして，下咽頭癌により喉頭全摘に至った場合には，音声が消失する．

1 — 舌癌術後の構音障害

　一般的に舌の切除範囲が大きくなると，舌の容積は縮小し可動域が制限されるため，発語・発話明瞭度が低下する．舌の切除範囲が広域に及ぶ場合は，各種再建手術が行われるが，植皮術，有茎皮弁，有茎筋皮弁，遊離皮弁，遊

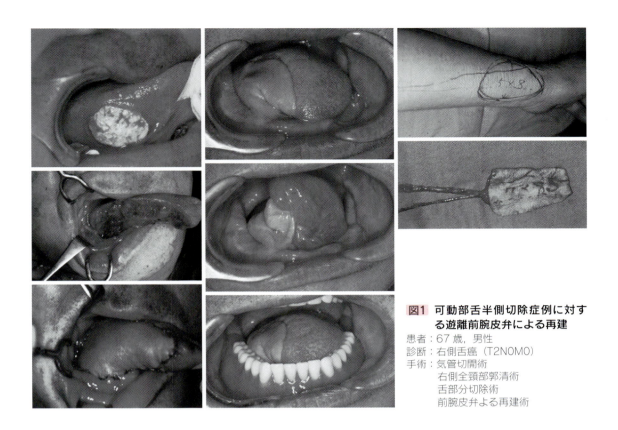

図1 可動部舌半側切除症例に対する遊離前腕皮弁による再建
患者：67歳，男性
診断：右側舌癌（T2N0M0）
手術：気管切開術
　　　右側全頸部郭清術
　　　舌部分切除術
　　　前腕皮弁よる再建術

離筋皮弁などが切除部位，欠損範囲に応じて選択される．移植皮弁により得られる舌のボリュームや可動域が異なることから，術前の切除範囲の設定と再建方法の選択においては，術後の構音障害に摂食嚥下障害や咀嚼障害を含めた機能障害の予測と計画的なリハビリテーションの介入が必要となる．近年では，遊離皮弁として前腕皮弁や前外側大腿皮弁が用いられる．これらの皮弁は，薄くしなやかな性質を有し，術後の皮弁拘縮を考慮して大きめの皮弁を移植することで，残存舌の可動性を阻害せず機能を維持するが可能となる．舌部分切除や半側切除後は前腕皮弁による再建が推奨されている[3,4]（**図1**）．一方で，舌可動部（亜）全摘出術以上の症例で舌の容積が広範に失われる場合は，ボリュームが付与しやすい腹直筋皮弁などを適用し，隆起型の再建をして，口蓋と接触しやすい形態を付与することが多い[5]（**図2**）．しかし，筋皮弁の再建では，経時的に皮弁のボリュームが萎縮することが多く，発語・発話明瞭度が変化することもある．さらに，舌による唾液の咽頭への送り込みができず，唾液の貯留過多となり流涎をきたし発語が困難になる．

舌の切除部位による構音障害は，舌の側方切除に比して前方舌の切除で発語・発話明瞭度の低下が重症化する．舌尖部の切除は，構音点における歯茎

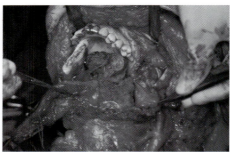
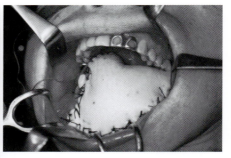
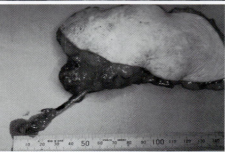

図2 舌可動部亜全摘出術症例に対する遊離腹直筋皮弁による再建
患者：66歳，女性
診断：左側舌癌（T4N0M0）
手術：気管切開術
　　　左側全頸部郭清術
　　　右側上頸部郭清術
　　　舌可動部亜全摘出術
　　　（下顎骨区域切除術）
　　　遊離腹直筋皮弁による再建術

音/t/，/d/などに影響を及ぼすことが多く，口唇音に異聴する傾向を有する[6]．また，構音方法による明瞭度の評価では，破擦音，破裂音が低下し，摩擦音に異聴される．

2 ― その他の口腔咽頭癌の構音障害

中咽頭癌の手術や口腔中咽頭合併切除の症例では，軟口蓋や中咽頭上側壁の欠損に伴い，開鼻声が顕著になり発語・発話明瞭度が低下する．さらに，上顎歯肉癌の切除では，顎骨切除により生じた上顎洞，鼻腔への穿孔に伴い**開鼻声**が生じる．これらの穿孔部は，遊離皮弁を用いた再建術にて永久閉鎖するか，もしくは栓塞子として顎義歯を装着する．そして，下顎歯肉癌の下顎骨切除では咬合不全や非対称顔貌などが構音障害を引き起こす．歯槽骨に限局した部分切除などでは，歯や顎堤（歯槽骨）を失い，義歯の不適合や装着困難をきたし，発語・発話明瞭度が低下する．このほか，頸部郭清術や皮膚合併切除などにより顔面神経下顎縁枝の損傷をきたすことがあり，口唇の閉鎖不全も構音に影響を及ぼすことがある．

3 ― 構音障害の評価

口腔咽頭癌の手術患者は，術前からリハビリテーションとして介入することが望ましい．言語聴覚士，手術担当医（口腔外科，頭頸部外科，形成外科），歯科医師，歯科衛生士，管理栄養士，リハビリテーション担当医などの多職種

Point-3
口腔咽頭癌の患者に対しては，術前から多職種が連携して介入することが重要．

表2 舌・咽頭癌切除における発語器官の機能評価 (今井, 2004.[7] より一部改変)

発語器官		検査項目
口唇	安静時	形態・麻痺の有無, 閉鎖の状態, 偏位の有無
	運動時	突出, 丸め, 左右の口角引き
舌	安静時	残存舌と再建舌の形態・ボリューム, 偏位の有無
	運動時	舌挺出, 舌尖挙上, 舌後方挙上, 左右口角接触, 残存舌と再建舌の協調性
下顎	安静時	形態, 偏位の有無
	運動時	開閉口時の偏位の有無, 上下顎間開口度の測定
軟口蓋	安静時	残存軟口蓋と再建軟口蓋の形態, ボリューム, 偏位の有無
	運動時	/a/ 発声時の挙上, 口蓋咽頭間距離
上顎	安静時	形態
その他	歯の状態, 義歯装着の有無, 流涎の有無	

による協働が重要である. 術前においては, 手術の切除範囲から術後の構音障害を予測し, 摂食嚥下障害や咀嚼障害, 審美障害等も考慮しながら, 再建方法, 術後のリハビリテーションなどについて多職種間で協議して情報を共有する. さらに, 患者と面談し, 術前の口腔機能や構音機能, 認知機能等について情報を入手するとともに, 十分にコミュニケーションをとり, 不安の軽減やラポール形成をはかることが望ましい.

術後は, 切除範囲, 神経温存の有無, 再建方法などの手術内容と口腔内の状況を早期に確認する. 再建に用いられた皮弁は経時的に萎縮傾向を示し, 変化していくため継続的な観察が必要となる. 創部の状態が許せば, 摂食嚥下リハビリテーションと並行して術後3～4日目には**発語器官の評価**（**表2**）を開始する[7].

構音障害の評価は, 患者の口腔や頸部の状態や創部の観察, 患者自身のリハビリテーションに対する意欲や希望などを聴取したうえで, **聴覚的評価法**を用いて進めていく. 日常的な会話の機能の評価は, アンケート法である会話評価基準（**表3**）により点数化して評価する[4]. そして, 日本語の無作為100単音節を用いた発語明瞭度検査や発話明瞭度検査を用いて評価する. これらは, 術後4週以降で創部や再建皮弁が安定化した状態で行う. 切除により直接的な影響を受けた音と間接的な影響を受けた音を確認しておくことが重要である. さらに, これらの評価は, ビデオ撮影による映像記録や音声記録を残しておくのが望ましい. また, 機器を用いた検査としては, ダイナミックパラトグラムやソナグラム, エックス線透視, MRI画像を用いた評価などが行われるほか, 開鼻声や鼻咽腔閉鎖機能の評価としてナゾメーターやフローネイザリ

表3 会話機能評価基準（日本頭頸部学会編，2013.[4]）

厚生省がん研究助成金による「口腔・中咽頭がんの治療法の確立と治療後の機能評価 59-8」研究班

	(A) 家人と	(B) 他人と
1. よくわかる	5点	5点
2. 時々わからないことがある	4点	4点
3. 話の内容を知っていればわかる	3点	3点
4. 時々わかる	2点	2点
5. まったくわからない	1点	1点

A+B		
excellent	10〜8点	日常会話可能，新しい話題でも会話が可能
moderate	7〜5点	話題が限られていれば会話が可能
poor	4点以下	社会的な言語生活が困難

ティグラフなどが用いられる[8].

4 —構音障害の訓練

構音訓練は，術後1週間程度の早期から創部の状態に応じて，舌，口唇，下顎などの筋力の増強，可動域の拡大を目的とした残存口腔機能の基礎的な可動訓練が開始される．そして，手術により間接的影響を受けた音に対しては，言語聴覚士がマンツーマンで行う**漸次接近法**や**構音点法**による構音訓練を行う．さらに直接的影響を受けた音に関しては，代償的構音を指導していく．一般的には，発音，発語しやすい音から開始する．患者は，術後の諸障害から他人とのコミュニケーションや発声発語に消極的になっていることが多いため，初期の段階から，患者と十分な意思の疎通をはかり，これらを改善に導くことも重要である．また，中咽頭や上顎，鼻腔に及ぶ切除が行われ，再建の有無にかかわらず開鼻声を認めた場合には，早期に栓塞子（顎義歯）などを製作し，適用したうえで訓練を行う．また，嚥下機能の改善に用いられる**舌接触補助床**（palatal augmentation prosthesis：**PAP**）は，口蓋に厚みを付与し，残存舌や再建皮弁と口蓋の接触を容易にする装置で，構音機能の改善にも寄与することがある（**図3**）．これらも，訓練開始の早期から装着が勧められている．

3 口腔咽頭癌術後の構音障害と歯科

口腔癌術後のリハビリテーションについては，2010年度の診療報酬改定に

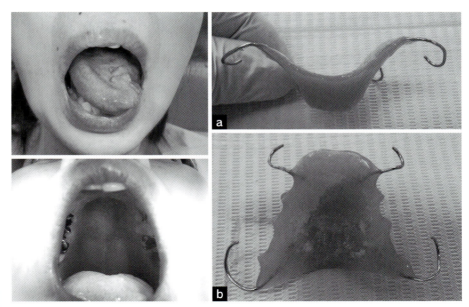

図3 舌部分切除術症例に対する舌接触補助床（PAP）の適用
患者：38歳，女性
診断：左側舌癌（T2N0M0）
手術：左側舌部分切除術，縫縮
硬口蓋が深く，舌の可動域減少に伴い，発音障害認める．PAP作製し，口蓋に適用．
a：PAPに付与した厚み，b：調整過程における湿潤部が残存舌の接触部を示す．

おいて「がん患者リハビリテーション料」が保険収載された．舌癌，口腔癌，その他頸部リンパ節郭清を必要とする癌により入院し，当該入院中に放射線治療もしくは閉鎖循環式全身麻酔による手術が行われる予定，または行われた患者に算定が認められている．対象となる患者に対して，歯科医師の指導監督のもと，「がん患者リハビリテーション」に関する適切な研修を修了した言語聴覚士が行うことを原則とするが，専任の歯科医師が直接訓練を実施した場合にあっても，言語聴覚士が実施した場合と同様に算定することが可能である．

　このような癌患者のリハビリテーションは，**多職種協働**において術前から行われる．2014年度に保険収載された「周術期等口腔機能管理」の普及に伴い，治療前から多くの口腔咽頭癌患者への歯科医師，歯科衛生士による歯科的介入が増加している．口腔ケアによる感染予防だけでなく，リハビリテーションの観点からも，口腔機能を正しく評価し，他職種に情報提供していくことが重要である．そして，各種補綴的装置の製作に関しても，術後の機能障害を予見したうえで，術前から印象採得して治療計画を立案するなどの早期介入が望まれている．

（田中　彰）

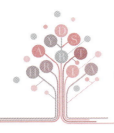

5 機能性構音障害

1 疾患の概要

Point-1
機能性構音障害とは,発声発語器官の運動障害や器質的な欠陥がなく,原因が明らかでない構音障害である.

　機能性構音障害とは,発声発語器官の運動障害や器質的な欠陥がなく,原因が明らかでない構音障害と定義される.構音の獲得の過程で何らかの要因が関与した結果,その獲得が妨げられたと考えられ,これまでさまざまな因子との関連が検討されてきた.機能性構音障害は,言語獲得過程で誤った構音習慣を身に付けてしまった**発達性構音障害**といえる[1].
　機能性構音障害には大きく分けると以下の二つのタイプがある.

1 ― 未熟な発達に起因する構音障害

Point-2
機能性構音障害には未熟な発達に起因する構音障害と,異常な構音様式が習慣化した構音障害の二つがある.

　ことばの発達には語彙や構文の発達もあるが,加えて運動である構音機能にも発達がある(表1).つまり,簡単な操作で構音できるものは年齢の低い小児でも構音ができるが,やや複雑な動作を必要とする構音の獲得は遅い.この場合は知的な問題がなければ発達に伴っておおむね6〜7歳までに自然に獲得される.しかし,構音動作の獲得には個人差が大きく,要求される微細な運動が器用に行えないと,暦年齢のレベルに相当する構音ができないことがある.

表1 子音の習得時期(90%以上正しく構音される時期)(中西ほか,1972.[2])

年　齢	高木ら		野田ら		中西ら	
3:0〜3:5	10人	w, j, m, p, t, d, g, dʒ, tʃ	50人	j, b, m, t, tʃ		
3:6〜3:11	16人	f, n	50人	p, k, g, ʒ		
4:0〜4:5	22人	ç, h, k	50人	h, ç, n, r	230人	w, j, h, ç, p, b, m, t, d, n, k, g, tʃ, dʒ
4:6〜4:11	28人		50人	w, d	303人	ʃ
5:0〜5:5	21人	b	48人	s	281人	s, ts
5:6〜5:11	16人	dz	50人	ʃ, ts, z	270人	dz, r
6:0〜6:5	20人		50人		380人	
6:6〜6:11			30人		225人	

備考　s, ʃ, ts, rは6歳半までは90%以上正しく構音するには至らない.

表2　構音の異常な様式

側音化構音	舌が口蓋に接触した状態で舌側縁と臼歯部でつくられる歪み音
口蓋化構音	構音点が後方に移動し舌背と口蓋でつくられる構音の歪み音
鼻腔構音	舌が口蓋に接触し，軟口蓋と咽頭後壁でつくられる歪み音
声門破裂音	構音点が声門になることが原因となる構音の歪み
咽頭破裂音	舌根部と咽頭後壁でつくられる破裂音
咽頭摩擦音・破擦音	舌根部と咽頭後壁でつくられる摩擦音・破擦音

2 ― 異常な構音様式（表2）が習慣化した構音障害

　また，患者のなかには音韻の認識に障害がみられることがあるが，この場合は問題が単純な運動だけではないので注意が必要である．

　今井の報告[3]では，機能性構音障害を主訴とした外来患者のうちの約70%が発達途上の構音の誤りであったとあるが，発達途上の構音の誤りと異常な構音様式の重複例もそれほど少なくない．

2　構音障害に対する評価

　構音障害を主訴とする患者に対しては，本章冒頭で述べたように，障害の原因がほかにないことを説明する必要がある．したがって，発声発語器官の運動や感覚機能，形態の障害がないかを検査する．さらに構音検査を実施し，誤っている音はどれか，その原因を評価する．

3　構音障害に対する介入[4]

Point-3
機能性構音障害の訓練の目的は正しい音を習得させることで，最終的には日常会話のなかで無意識に使えるようにすることである．

1 ― 目的

　機能性構音障害の訓練の目的は正しい音を習得させることで，最終的には日常会話のなかで無意識に使えるようにすることである．

2 ― 舌や口唇の使い方に対する運動機能訓練

　機能性構音障害のある人は構音器官の使い方に問題がある．巧緻性の高い運動ができるようになるためには，まず基礎的な運動機能訓練が必要となる．

5―機能性構音障害　　**95**

3 ― 構音訓練

　評価された結果をもとに，誤り音の種類，誤りの一貫性，被刺激性，子ども
の年齢や学習能力を考えながら有効なプログラムを考える．訓練の方法や頻
度，形態は一般的な構音訓練の原則に則って決定する．

　訓練を開始した年齢が低い場合，自分だけでは自宅での課題はできないこと
が多いので，養育者に訓練に同席してもらい，方法やヒントの出し方，今回の
目標などを理解してもらうことが大切である．

　機能性構音障害の場合は，正確な構音が日常生活でも使えるようにすること
が目標であるので，習得した目標音を日常場面で使用できるように効率よく訓
練を進めなければならない．

（西脇恵子）

6 — 吃音

1 概要

Point-1
ことばの流暢性の障害を吃音という．

吃音は，ことばの流暢性の障害である（p.22 参照）．具体的には表1のような症状[1]が一つ以上みられるような発話の流暢性を乱す話し方のことを吃音と定義している（ICD-10）．

吃音には発達性の吃音と獲得性の吃音がある．吃音の90％が発達性の吃音であり，獲得性の吃音は，成人以降に発症する吃音である．本章では主にこの発達性の吃音のことを述べる．

発達性の吃音には以下のような特徴がある．

- 多くが幼児期（2～5歳時）に発症する．ことばの量が増え内容が複雑になる時期に相当する．
- 発症率は言語や民族，文化による差はなく，おおむね5％程度である．
- 男女比は4：1程度で，男児に多い．
- 70～80％程度が自然治癒するが，残りの20～30％は症状が残存し固定化してくる．したがって，全体の有病率は1％程度である．
- 吃音症状は緊張や心理的なことが原因で悪化することがあり，症状の出現に波がある．

表1 吃音の症状 （小澤ほか，2016.[1]）

吃音の中核症状	繰り返し	語頭・文頭などで音節，単語の繰り返しがある
	阻止（ブロック）	話し始めや話の途中で音が出なくなり緊張性を伴う不自然な休止
	引き延ばし	音を延ばして話す
その他の非流暢性	挿入	えーと，うーん，あのねといった文脈から外れた意味上不要な語音や語句の挿入
	中止・言い直し	語や文節・句が未完結に終わったときに正しく言い直した場合
	途切れ	語や文節中の音の連続性がある状況での瞬間的な遮断
	間（ポーズ）	語句の前や間の不自然な緊張性を伴わない無言状態
随伴症状	正常な発語に必要とされる以上の身体運動や緊張	顔をしかめる，目をぎゅっとつぶる，手を握る，座り直す，可聴呼気や吸気がみられるなど身体に現れる症状
二次的症状	心理症状	話すことをやめる，避けるといった回避や，ことばを選ぶ，考えているふりをする，ひいては会話を避けるといった症状

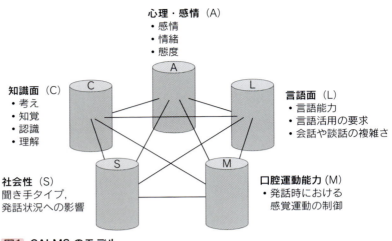

図1 CALMS のモデル

- 吃音になる原因の詳細はまだわかっていないことが多い．現在では，次のような要因がお互いに影響して発症すると考えられている．
  体質的な要因：吃音になりやすい，非流暢な発話になりやすい要素をもともともっている．
  発達的な要因：身体や言語が発達する時期の影響を受ける．
  環境的な要因：周囲の人との関係やエピソードが影響する．
- 以前誤解されて伝えられてきた親の育て方が主原因ではないことを理解する必要がある．

いずれにしても吃音児者を評価する際には，包括的に考える必要がある．**図1** にあげる **CALMS**〔Cognitive（知識面），Affective（心理・感情），Linguistic（言語面），Motor（口腔運動能力），Social（社会性）〕**のモデル**[2] はその一つであるが参考になる．

2 コミュニケーション障害への介入

Point-2
コミュニケーション障害への介入は，幼児期，学童期，成人期で異なる．

　介入は幼児期，学童期，成人期と時期によって異なる．幼児期では，発達期の流暢性を促進させることを目標に対応する．また，学童期には滑らかに話せないことが増え，話すことに消極的になることがある．吃音があることも肯定した総合的な意味での話し手になることを目標とする．成人期には社会生活のなかで起こることのある二次的な障害を軽減することも必要となることがある．どれも習慣化した吃症状は軽減することはあっても「完全治癒」することはまれであるので，「がんばれば治る」と本人や家族を激励することや，努力を強要してはいけない．

次に主な対応法を簡単に述べるが，症状や本人の状況や時期によって対応法は異なり，また単一な方法で行動の変容があることは少なく，複数の方法を組み合わせて使うことが正しい.

1―流暢性の促進

流暢に話すモデルを提示して滑らかに話せるように指導する「発話モデリング」，課題を斉唱したり音読させたりして流暢性を誘導する「発話の誘導」などを通して流暢性の促進をはかる.

2―環境調整

話しやすい，流暢に話すことができる環境をつくり，それを維持するように働きかける．たとえば，詰まってしまったときに，話を急がせない，相手の発話を遮って先読みして伝えるといったことをしないなども環境の調整として必要なことである.

3―リスクマネジメント

吃音を発症した頃は，本人が気にしていることはあまりないが，非流暢な発話が数年続くと，話しにくさを自覚するようになり，また周囲からも指摘されるようになる．そうすると，発話行動自体に不安や恐怖を抱くようになる．また，周囲が「急いで言うからだ，ゆっくり言いなさい」という間違った対応をすることで，「ゆっくり言えない自分が悪いのだ」と思うようになる．そんなことが続くと，話さなくなるといった悪循環が生まれることがある．このような，考えられる二次障害をできるだけ避けるように対応することが必要である．そのためにも，養育者だけでなく保育者・教員などに，吃音の機序，対応法を説明し，どこでも同じ対応をしてもらうようにしなければならない.

（西脇恵子）

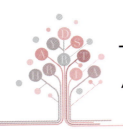

7 — 脳性麻痺

1 疾患の概要と治療の流れ

1 — 脳性麻痺とは

脳性麻痺とは，受胎から新生児期（生後4週間以内）までの間に生じた脳の非進行性病変に基づく，永続的なしかし変化しうる運動および姿勢の異常である．その症状は満2歳までに発現し，進行性疾患や一過性運動障害または将来正常化するであろうと思われる運動発達遅延は除外される[1]．また，1998年に欧州で脳性麻痺の多施設共同研究が行われ，脳性麻痺定義のポイントが五つ示されている（表1）．

脳性麻痺の頻度は1,000人に2人とされており[2]，その発症の原因は，出生前，周産期，出生後に分けられる．出生前では早産，低出生体重，子宮内感染など，周産期では新生児仮死，高・低血糖，脳出血など，出生後では感染や痙攣などがある[3]．特に，低出生体重は脳性麻痺の発症率に影響を与えるとされ，体重1,000g未満の超低出生体重児でその影響は顕著である[3]．

脳性麻痺の分類には，麻痺の身体分布による分類（**四肢麻痺**，**両麻痺**，**対麻痺**，**片麻痺**）（図1）と，筋緊張の異常の種類による分類（**痙直型**，**アテトーゼ型**，**低緊張型**，**失調型**）がある[4]．重症心身障害をきたす脳性麻痺には四肢麻痺と両麻痺が多く，四肢麻痺以外に顔面・口腔・頸部，体幹の麻痺を伴うこともある．また，筋緊張についてはその異常が明確に区分できるわけではなく，混合型脳性麻痺もみられる．脳性麻痺では高率に精神遅滞やてんかんを合併するが，脳性麻痺そのものとは関係がなく，知的能力障害のない者か

Point-1
脳性麻痺の分類には，麻痺の身体分布による分類（四肢麻痺，両麻痺，対麻痺，片麻痺）と，筋緊張の異常の種類による分類（痙直型，アテトーゼ型，低緊張型，失調型）がある．

* Surveillance of Cerebral Palsy in Europe. 1993年に欧州で行われた脳性麻痺の多施設共同研究．

表1 SCPE*における脳性麻痺定義のポイント（近藤，2009.[8]）

1.	脳性麻痺は障害の複合体である〈つまり，これは多数の概念を包含する言葉（umbrella term）である〉
2.	これは永続するが変化しないわけではない
3.	これは運動および／または姿勢と運動機能の障害である
4.	これは非進行性の干渉要因／病変／異常に起因する
5.	この干渉要因／病変／異常は成長しつつある脳に存在する

四肢麻痺	両麻痺	対麻痺	片麻痺
四肢のほぼ同程度の麻痺をいう．麻痺の程度には軽度から重度まであり，同じ四肢麻痺でも歩行可能例から寝たきりまである．	両下肢の麻痺が強く，上肢の麻痺が軽い場合をいう．ヒトの脳は，その構造的理由から，脳性麻痺をきたす場合は下肢の麻痺が強く，上肢の麻痺が軽いことが多い．麻痺の程度に左右差があることもある．	両下肢の麻痺があるが，上肢には麻痺がない場合をいう．	右または左の半身だけの麻痺をいう．片麻痺では上肢の麻痺が下肢より強い．

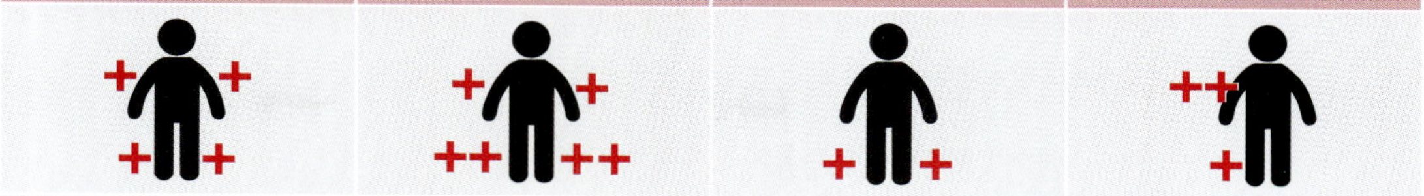

図1 脳性麻痺の分類〜麻痺の身体分布による分類〜（鈴木，2005.[4]より引用改変）

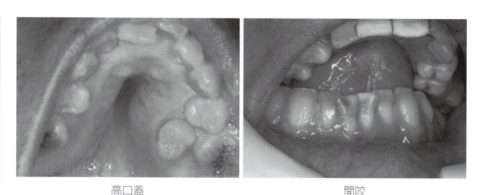

高口蓋　　　　　　　　　　開咬

図2 構音に影響を及ぼす口腔形態の異常

ら重度重複障害を呈する者までさまざまである．

　脳性麻痺の運動機能は，非常に軽症なものから，頸部のコントロールを含む四肢体幹の運動障害，姿勢保持困難など非常に重症なものまでさまざまである．座位および移動の能力障害の重症度については，GMFCS（gross motor function classification system）が用いられている．

（田村文誉）

2　コミュニケーション障害への介入

　前節で説明されたように，脳性麻痺には類型がある．これらは筋の緊張度合いが異なるので，その違いによって構音障害も対応が異なる．また，このような上下肢・体幹の運動感覚機能に加えて，聴覚機能・視覚機能・知的機能の

障害を合併することが多く，これらによって言語発達の障害が生じる．近年，脳性麻痺児者は重度化して問題が複雑になっていることから，リハビリテーションの比重はますます増加している．

1 —脳性麻痺児の構音障害の特徴

構音の誤りでは，共鳴の異常が特徴的である．

さらに，アテトーゼ型の場合，共鳴の異常だけでなく，姿勢の変動に伴って共鳴腔の形態が変化し，そのことによってアテトーゼ型特有の共鳴異常と母音の歪みが観察される．過剰な開口や舌の突出などの構音器官の運動範囲が過剰になりそれぞれの位置が安定しないことから，子音の誤りは浮動的なものが多く，歪みを主としている．

逆に痙直型では，舌の過緊張があり口唇が引きあがる，下顎や舌が後退するといった構音器官の運動範囲の固定があることから，構音も一定の誤りが多い．たとえば，舌を構音点とする子音では全体的に構音点が後方化する，口唇を構音点にする子音では，口唇の閉鎖不全が影響して歯茎音に近い音になるなどの特徴がある．

2 —評価

発声発語にかかわる各機能の評価は他の構音障害と同様である．しかし先に述べたように，さまざまな発達の問題が大きくかかわってくることから，発達検査，心理検査，言語検査，知能検査といった評価も一緒に行う必要がある．表2に示したようなコミュニケーション機能の発達や支援にポイントを置きながら評価する．

(1) 言語発達検査，知能検査

言語発達を評価する方法としては他章を参照されたい．また，検査にあたっては視知覚障害や頭部や体幹のコントロール，上肢や体幹の運動機能，姿勢などに対しての配慮が必要である．

(2) 発声発語の評価

発声発語の運動機能の検査，構音検査，声の機能の検査，プロソディの検査などは構音障害の検査で使われるものを行う．しかし，脳性麻痺の場合，検査場面と日常会話の場面差があることが多く，日常ではよくても検査時にはストレスがかかると症状が変化することがあることに注意しなければならない．

3 —コミュニケーション障害への介入[1]

脳性麻痺のコミュニケーション障害は，先に述べたように，さまざまな要因がかかわっている．構音の運動面の問題だけでなく，認知機能，社会性の機

Point-2
脳性麻痺の構音の誤りは，共鳴の異常が特徴的である．

表2 脳性麻痺のコミュニケーション機能の発達に関する観点

- 外界への適応
- 他者との交信
- 外界の認識
- 身体的な応答
- 対象に対しての操作
  道具・おもちゃなど
- 共同注意・三項関係
- 動作を用いた発信
  身振り・指さし・表情など
- 発声・喃語
- 応答
  Yes/No での応答
- 言語の理解
  単語・簡単な指示⇒言語レベル
- 有意味語の出現
- 遊び
  興味の対象
  因果関係の理解
  象徴遊び
- サインの操作
  理解・表出
  シンボルの導入

能，言語発達の遅れ，眼球運動や視知覚の機能，上肢の運動機能，姿勢，代償手段の導入など，障害の構造によって介入すべき領域があり，どこからどのように始めるかは症例によって検討しなければならない．

（1）姿勢のコントロール

　姿勢のコントロールはコミュニケーション場面にはとくに重要である．発声発語の動作を効率よく遂行するためには安定した呼気の流出が基本であり，そのためには体幹や頭部のコントロールがなければならない．また，聴覚や視覚の入力，代償手段を使うための上肢の運動においても姿勢のコントロールを要求される．

（2）コミュニケーションの発達段階に応じた介入

　どの障害においても同様だが，発達段階に即した支援がされなければならない．介入の目標，内容，さらに介入の方法もそれが必要である．

（3）環境の設定

　脳性麻痺では，たとえば，刺激を提示するときに視覚や聴覚の問題に配慮して提示する位置や大きさ，色などを工夫する，セラピストの座る位置を考える，体幹のコントロールがむずかしい人に対して，座位保持椅子などで対応するなど，適切で確実なかかわりができるように環境を調整することが必要である．

（西脇恵子）

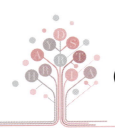

関連するその他の障害への対応

8 ― 自閉スペクトラム症

1 疾患の概要と治療の流れ

1 ― 自閉スペクトラム症とは

Point-1
DSM-5より広汎性発達障害は，下位分類を一括りにしてASDとしてまとめられた．

　2013年に米国精神医学会より発表された DSM-5 では，従来の広汎性発達障害の亜型分類を撤廃し，自閉スペクトラム症（autism spectrum disorders：ASD）の診断にまとめられた（図1）．また，「広汎性発達障害」の下位カテゴリーをもたない「自閉スペクトラム症/自閉症スペクトラム障害」として，その中核症状が①社会的コミュニケーションおよび対人的相互反応の障害と，②限局された反復する行動や興味または活動，の2領域に統合された．

　脳の機能障害が原因であり，心の理論の障害，弱い中枢性統合，実行機能の障害などが認知特性としてあげられる．有病率は以前より増加しているとされ，約100人に1人かそれ以上であり，男女比は約4：1で男性に多い．言語的コミュニケーション以外に，非言語的コミュニケーション（視線，表情，身振りなど）による対人的相互反応が困難となる．表出面では語彙の誤りや，即時性反響言語（エコラリア），遅延性反響言語がみられることがあり，声の高さや大きさ，プロソディ（発話速度や抑揚）に不自然さが出ることもある．

　ASDの臨床症状は人によってさまざまである．社会的相互性・コミュニケーションの質的異常として，対人関係は一方的で，他人と楽しみを共有しない，相手の感情や状況が読めない，暗黙のルールが理解できないといった特徴がある．イマジネーションの質的異常としては，眼前にないものや空間，実際担

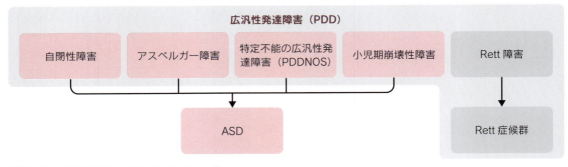

図1 PDD 亜型分類と ASD （桑原, 2014.[4])）

104　4編　原疾患の概説と障害への介入

う物，未来のこと，違う選択肢を想定するのが困難である．興味の対象は限局しがちであり，他人が気にしないような細部への注目や関心の度合いが強い．感覚刺激に対する敏感さや鈍感さを有していたり，ぐるぐる同じところを歩き回ったり飛び跳ねるなどの常同行動がみられたりすることも多い．てんかんや脳波異常，チック症状，注意欠陥・多動性障害，吃音，構音障害，学習障害，斜視，睡眠障害，聴覚障害，視覚異常，極度の偏食などの精神神経学的障害の合併率が高く，また7～8割の人はなんらかの不安症状を有するとされる．

　生れつきの脳の機能異常により，脳への入力情報や情報処理の方法が定型発達とは異なることから，発達過程や外界刺激への反応も定型発達の人とは異なる．ASDでの言語症状は，ほかの特定の言語障害では説明できない特徴があり，それは，ASDで広範に障害されている精神心理機能の影響を受けているためとされる．

（田村文誉）

2　コミュニケーション障害への介入

　まず，ASDに伴う障害は構音障害ではない．会話の速度が速い，独特のイントネーションがあるといったプロソディの障害は，いわゆる構音障害にみられる症状と同じではない．また，ASDのある人は，構音障害や吃音，知的能力障害，ADHDなどほかの障害を併発していることもある．訓練の目標や方法は人によって考慮されるべきで，こういったほかの障害があるかないかによっても，対応はまったく異なる．

1 —言語・コミュニケーションの特徴

　言語的なコミュニケーションだけでなく，視線や表情，身振りなどの非言語的コミュニケーションによる対人的な相互反応が困難である．言語発達における語彙の数や構文の複雑さは知的な発達の段階によってさまざまであるが，状況の理解や社会的な判断，言語をどのように使うかという「運用」，文脈の理解の面で困難である．声の高さや発話速度や抑揚などの話しことばの不自然さもよく観察される．

2 —評価

　全体的な発達水準，社会性の発達，言語・コミュニケーション機能の発達，行動の特性（不注意，多動，衝動性，こだわり，切り替えの困難さ，感情の爆発など），感覚機能（聴覚，視覚，触覚，味覚，嗅覚などの感覚の過敏あるいは鈍麻），認知特性（聴覚的な情報処理と視覚的な情報処理，それらを同時に

8—自閉スペクトラム症　**105**

表1 自閉スペクトラム症児の社会的能力とコミュニケーション能力の評価（抜粋）(Paul, 2000.[1] より)

コミュニケーション能力のチェックリストの項目例 C　基礎的な会話能力		スキル はい・いいえ	般化 はい・いいえ	達成目標
言語性	1　相手の注目を引いて/名前を呼んでやりとりを開始する			
	2　段取りの決まったやりとりであれば会話を終わらせることができる			
	3　段取りの決まったやりとりであれば情報を共有して会話を維持することができる			
	4　同じことばを繰り返して自分の主張を明確にしたり訴えたりすることができる			
	5　パートナーがやりとりを構造化すれば会話を維持することができる			
	6　段取りが決まったやりとりであれば会話を自分から始めることができる			
	7　フィードバックをして会話を維持することができる（たとえば，「そうだね」「うん」「わかった」など）			
	8　新しい文脈でも会話を維持することができる			
	9　適切な話題を用いて会話を維持することができる			
非言語性	1　話し手に注目する/話し手のほうを見る			
	2　話し手の適切な距離を保つことができる			
	3　会話をしているときに相手に触れても良い場合と触れるのは不適切である場合を区別できる			
	4　場面に合わせて声の大きさを調整することができる			
	5　聞き手の承認（うなずき，微笑）を確認して/待ってから話を続ける			

処理すること，記憶やワーキングメモリーなどの問題），併存する障害などについて評価を行う． **表1** に示す日常会話のチェックリスト[1] などを用いることで日常の自然な場面における社会行動やコミュニケーション行動を評価できる．ただし，統制されたテスト項目だけでなく，遊びなどの自然な場面の観察を行うことも日常的なコミュニケーション行動の評価には重要である．

3 — 目標

　支援の目標としては，定性的な発達を目標にするのではなく，その人の周囲が自閉スペクトラム症の特性と発達段階を理解して受け止め，いかに社会で安心して生活ができるか，本人が自己肯定感を失うことなく暮らせるかということを目標とするべきである．

Point-2
支援に際しては，自閉スペクトラム症の特性を理解し，その発達状況を受けとめること．

4 ─ コミュニケーション障害への介入[2]

　前項にあげたことを目標として，子どもの行動を受け止め理解する支援，コミュニケーションの楽しさを経験できる支援，子どもにとって意味のある支援，子どもの個性に応じた個別的な支援，地域と連携し家族も含めた支援を行うことを配慮しながらプログラムを組み立てる．実際の介入に関しては次にあげた内容で行う．

- 人やものへの関心を高めるアプローチ
- 本人の特性に応じてわかりやすく伝える方法を考える
- 環境の構造化をする[3]
- 社会生活のルールを理解する
- 表現する伝達の意図を育てる
- AAC（拡大・代替コミュニケーション）を活用する
- 他者等とのやりとりを支援する

（西脇恵子）

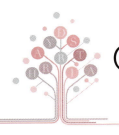

関連するその他の障害への対応
9 知的能力障害

1 疾患の概要と治療の流れ

1―知的能力障害とは

Point-1
DSM-5より，知的障害は知的能力障害に変更された．

DSM-5[1]において，「知的障害」から「知的能力障害」に呼称が変更された．なお DSM-IV までは用語として「精神遅滞」が用いられており，その定義は「胎生期，周産期あるいは出産後に受けたさまざまな原因によって大脳の発達が障害され，全般的な知的機能の低下があり，学習能力および社会適応能力に乏しく，生涯を通じて未熟な精神発達を呈する可能性があるもの」であるとされていた．一方，DSM-5 での知的能力障害の評価は，認知能力や適応機能の評価に基づく分類が導入された．WHO による精神遅滞の分類（ICD-10）とその特徴を表1 に示す．知能指数（IQ）に基づく分類は補助的なものとして位置づけられている．

Point-2
知的能力障害の原因は出生前，周産期，出生後に分類される．

知的能力障害の原因は出生前，周産期，出生後に分類される（表2）．原因不明な場合が多いが，Down 症候群では言語発達や発話に障害が，Williams 症候群では言語能力は比較的高くても視空間認知能力の障害が著しいという特徴がある．

知的能力障害の頻度は人口の 2～3％ であり，男女比は約 1.5：1 で男児に多い．知的能力障害の経過は，身体状況とともに，養育，教育，環境，などの因子により影響を受ける．

表1 WHO による精神遅滞の分類（ICD-10）とその特徴 （白川，2017.[1]）

分類	IQ	精神年齢	特徴
軽度	50～69	9～12 歳	学習に若干の問題があるが，多くの成人は就業や社会参加が可能である．
中度	35～49	6～7 歳	小児期から明らかな発達遅延を認めるが，多くの者は，自分の身の回りのことをある程度できるようになり，適切なコミュニケーションの獲得や型にはまった技術の習得が可能である．成人では，生活や仕事においてさまざまな援助を必要とする．
重度	20～34	3～6 歳	全般にわたり継続的な援助が必要である．
最重度	20 未満	3 歳以下	自分の身の回りのこと，排泄抑制能力，コミュニケーションや運動にかなりの制限を受ける．

表2 知的能力障害の要因 (白川, 2017.[1])

出生前	単一遺伝子疾患	フェニルケトン尿症，メープルシロップ尿症，ホモシスチン尿症，ガラクトース血症，Huntington 病，Rett 症候群など
	染色体異常	Down 症候群，脆弱 X 症候群，Klinefelter 症候群など
	奇形症候群	Sotos 症候群，Rubinstein-Taybi 症候群など
	脳形成障害	小頭症，滑脳症，異所性灰白質など
	脳内環境	感染（トキソプラズマ，水痘帯状疱疹ウイルス，風疹ウイルス，サイトメガロウイルス，単純ヘルペスウイルスなど），アルコール，薬物
周産期	子宮内の異常	早産，多胎，胎盤機能不全など
	新生児期	低酸素性虚血性脳症，低血糖，黄疸，感染症など
出生後	頭部外傷	脳挫傷，頭蓋内出血など
	感染症	新生児骨髄炎，脳炎など
	低酸素脳症	窒息など
	養育・社会的要因	低栄養，ネグレクト，虐待など

（田村文誉）

2 コミュニケーション障害への介入

Point-3
知的能力障害の原因は出生前，周産期，出生後に分類される．

　知的機能の障害では，言語の獲得に必要なさまざまな認知機能の障害が生じることで，言語発達に影響が及ぶ．したがって，自閉スペクトラム症と同様，知的機能の障害が構音障害の直接的な原因になるわけではない．構音動作は運動であるが，知的能力障害と運動機能がリンクするとはいえない．

　構音動作への対応が必要になるのは，ある程度内的言語が育ち，不明瞭な構音がコミュニケーション支障の最大要因となる時期といえる．すなわち，発声発語器官の運動をしても全般的な言語機能が育つわけではないことは，あらかじめ理解しておきたい．

1—評価（図1）

　言語の臨床では，定型発達との比較から言語発達遅滞とその程度を評価する．また理解・表出，言語性の能力，動作性の能力など，言語発達遅滞の様相を明らかにする．さらに，成育歴や聴覚検査，発達・知能検査，ほかの関連する専門的情報から，発達遅滞の関連要因を検討する．評価の領域としては言語未獲得児では概念の形成，社会性機能，非音声による表出手段があるかなどを観察する．言語獲得児の場合は，言語の3領域である言語の形式（音韻論的・統語論的側面で，構音や文法と関連）・内容（意味論的側面で，語彙

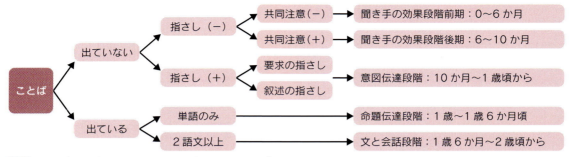

図1 ことばの発達段階フローチャート (畦上，2017.[1])

の発達と関連）・使用（語用論的側面で，コミュニケーションの意図や文脈の利用と関連）についての情報を得ることが必要である．評価の際には，全体的な発達のなかで問題を捉えることが必要であるが，子どもの発達の良好な面も明らかにすることが今後のかかわりにおいて重要なヒントになる．

2 ─ 指導・支援

言語だけにとらわれず，全体的なコミュニケーション機能の発達を支援することを目的として周囲の環境にも働きかけることが必要である．表1 に示す定型発達児がたどる順序性を考えながら支援する．

実際の指導においては，子どもに対する直接的な指導と環境面への働きかけの二つの側面がある．知的機能の障害を原因とする言語発達遅滞は，完全な機能の獲得を目標にはできない．そこで，指導・支援においては機能の最大限の発達を促すとともに，コミュニケーション機能に問題があっても，現在の能力でできる限りのコミュニケーションをとり，社会のなかで生活ができるように支援していくことが重要である．

働きかけはその子どもの発達レベルに合わせて選択され，スモールステップで指導を行い，やや上のレベルへの到達を目標とする．具体的なアプローチ方法としては，INREAL アプローチ，マカトン法，生活習慣の整備といった環境調整型アプローチ，自発的な要求表現の誘発，語彙理解指導，語連鎖形成指導，メタ言語的指導，談話表現指導といった課題設定型アプローチがある．これらは一つの方法ですべてがうまくいくのではなく，状況に応じて使い分けることが大切である．

（西脇恵子）

表1 前言語期から単語獲得期における発達の指標

月　齢	コミュニケーション段階	社会的相互作用	認知・象徴機能	表出手段	運動発達
0～：7, 8～	聞き手効果段階（大人が子どもの意図を推測） 直接的好悪を求める（泣くことで抱っこを要求）	人への志向性 ・じっと見る人の声のほうを見る ・あやされると笑う ・人に笑いかける 人見知り 共同注意	知覚的基礎 ・刺激の受容 追視 音源定位 物の永続性	反射的表出 ・舌の突き出しの模倣 ・叫喚音 ・非叫喚音 笑いの分節化 ・足のけりと笑いの同期 ・リズミカルな手の動きと笑い 喃語の出現 ・過渡的喃語 ・基準喃語 呼気の断続的反復	定頸 座位
0：9～	意図的伝達段階（視線や表情・身振りなどによって物の要求を伝えたり，物を示して大人の注目を得る） ・原命令（要求） ・原平叙（報告）	三項関係指さし 社会的参照	認知的基礎 ・刺激と指示対象の関係 事物のカテゴリー化 手段-目的関係 ことばの理解	 模倣発話の増加（抑揚・発声） 初語	四つ這い つかまり立ち 伝い歩き
1：0～	命題伝達段階（身振りや音声に代わってことばで伝達を始める）		象徴機能 ・機能的模倣・見立て遊び	遅延模倣	一人立ち 一人歩き
1：6～	文と会話期段階		ままごと	2語連鎖 語彙の加速度的増加	

9—知的能力障害　**111**

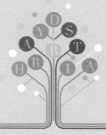

5編

構音障害と発話障害

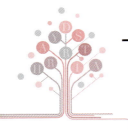

構音障害と発話障害

コミュニケーションは生活の基盤をなすため，構音障害などでコミュニケーションをとることに問題が発生すると，生活全般に影響を及ぼす．

世界保健機関（World Health Organization：WHO）の国際生活機能分類（international classification of functioning, disability and health：ICF）[1]では，「心身機能・構造」「活動」「参加」の3つのレベルと，「環境因子」と「個人因子」を含む「背景因子」から，健康状態や生活を総合的に捉えることを提唱している．患者の環境や生活に合わせて，よりよくコミュニケーションをとる工夫をすることをICFにあてはめると「活動」や「参加」を向上させることになる．機能障害が残存しても，代償手段によるコミュニケーションや適切な環境での活動により，生活がしやすくなる．このようにリハビリテーションは代償手段や環境へのアプローチも視野に入れて行うことが必須である（図1）．

> **Point-1**
> 世界保健機関の国際生活機能分類では，「心身機能・構造」「活動」「参加」の3つのレベルと，「環境因子」と「個人因子」を含む「背景因子」から，健康状態や生活を総合的に捉えることを提唱している．

1 コミュニケーションへの対応：リハビリテーション

構音障害のリハビリテーションには，運動・感覚の機能に直接アプローチする方法のみではなく，代償方法を使ってアプローチする方法，患者を取り巻く人や環境を調整してアプローチする方法がある．

1—運動・感覚の機能に直接アプローチする方法

構音運動の機能にかかわる生理学的過程にアプローチする方法である．

構音運動の生理学的過程には，呼吸，発声，共鳴，構音があるが，そのすべてにアプローチする．運動は適切な感覚の入力が必要であるため，運動のみならず感覚の評価や各機能の評価を行い，訓練プログラムを立案する．

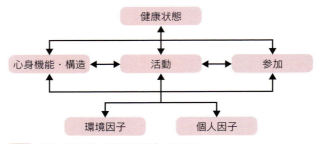

図1 ICF（国際生活機能分類）モデル

a. 呼吸機能へのアプローチ

呼吸機能が低下すると，発話の短い途切れ，声量の低下が認められる．呼吸筋のストレッチ，呼吸法の習得，胸部可動域運動を行い，呼吸の支持性の改善，呼吸から発声への協調性の改善をめざす．

b. 発声へのアプローチ

声帯の運動，または器質的な異常があると，声質の異常（粗糙性嗄声，気息性嗄声，無力性嗄声，努力性嗄声），声の大きさ，声の高さの異常，声の持続の低下，声の震えが認められる．発声へのアプローチの実際では，たとえば原因が声帯の内転不全である場合にはプッシング-プリング法，リー・シルバーマンの音声治療（the Lee Silverman voice treatment：LSVT），声帯の過内転である場合には，あくび-ため息法，リラクセーションなどを行う．

c. 共鳴へのアプローチ

共鳴は口腔や鼻腔の大きさ，形状，および口腔・鼻腔の呼気の流れに影響される．構音障害においてもっとも重要な共鳴の異常は，鼻咽腔を閉鎖できないために生じる開鼻声である．開鼻声改善のための訓練は，プッシング-プリング法，鼻息鏡で鼻漏出を視覚的に見せるなどを行う．重度例の場合，これらの運動のほか，PLP（palatal lift prosthesis；軟口蓋挙上装置）を用いた補綴的アプローチや外科的アプローチが有効な場合がある．

d. 構音動作へつながる運動のアプローチ

構音の実行には，口唇，舌，下顎，頬，口蓋帆の運動が必要であるため，これらの器官の運動のアプローチをする．運動の種類には自動運動と他動運動があり，自動運動は患者自身が随意的に運動を行うことであり，他動運動は徒手的介助により行う運動である．これらを適宜組み合わせて直接構音動作に関係する器官の運動を行う．自動的には動かない範囲まで他動的に運動させることで，触覚的，運動覚的なフィードバックとなり，鏡の前で運動を行うことで視覚的なフィードバックとなる．また，PAP（palatal augmentation prosthesis；舌接触補助床）を用いて，舌と口蓋の接触点をつくることで，舌の入力感覚がない人でも視覚的に接触していることを確認する，舌がPAPに触れる運動を繰り返すことで運動や感覚の賦活化をはかることが可能である．このように視覚的，触覚的，運動覚的などさまざまなモダリティの刺激を介して運動を活性化させる．どのような感覚を使うか，どのくらいの強度で行うかは疾患によって異なる．

e. 構音動作へのアプローチ

構音はさまざまな協調運動を経て，最終的に具体的な音を出す行為である．構音障害の症状には，母音や子音の誤りだけでなく，プロソディの障害，共鳴の障害，音声の障害などがある．母音・子音の誤りは音の歪み，置換，省略，

付加に分類される.

　PAP で口蓋と舌のせばめ・閉鎖をつくり，運動の再学習をさせ，目的の構音に近づけるアプローチもある[2].

　プロソディの障害には，速度（速すぎる，遅すぎる，速度が一定でない），リズム（音がバラバラに聞こえる），アクセントや抑揚（平板なアクセント，極端な強弱が付く）などの種類がある．発話速度が速すぎる症例に対しては，発話速度の調整を行うタッピング法が用いられることがある[3].

　これらの症状は，1音節のごく短い単位から，単語，短文，談話レベルの長い文章の単位において出現頻度や重症度が異なることが多い．症状が重症であればあるほど，また症状の種類が多いほど会話における明瞭度は低くなり，他者に伝わりにくくなる.

2 ― 代償手段を使ってアプローチする方法

　患者の発声発語器官の運動機能が十分に回復せず，発話でのコミュニケーションが実用的にならない可能性がある場合は，機能の補償をするために他の道具や方法の利用を検討し，導入することもある．具体的な道具や方法は後述するので参照していただきたい．発症前から日常的に使用していたものでも，現状にあった使用法を再学習し，意識して使用することを伝える.

　また，PAP や PLP などの歯科補綴装置も代償手段に重要である（3編参照）．構音機能改善を目的に補綴装置を作成する場合は，どの音をターゲットにするかにより形態が異なる．作成の際は言語聴覚士と協働することが望ましい.

3 ― 環境の設定

　患者本人がもっている力を効果的に活用できるように，本人へのリハビリテーションのみでなく，本人が所属する学校や職場，周囲の人に，障害の説明やコミュニケーションの取り方，代償手段の使用方法などを伝え，より良いコミュニケーションのための環境を整えることも重要である.

a. 本人へのアプローチ （図2）

　構音障害のリハビリテーションは運動の学習であることから，訓練頻度の不足，訓練開始時期の遅れ，訓練意欲の低さが学習の効果を少なくし，予後に影響が出る[2]．発症後すぐは発声の代わりにうなずきや指さし，アイコンタクトなど発症前から行っていたコミュニケーション行動を自然に行っている場合が多い．このようななじみのある手段を用いながら，その時点での最大限のコミュニケーションがとれるよう配慮し，本人への会話支援を行い，訓練に対するモチベーションを高くするアプローチが必要である．まずは障害の説明を十分に行い，なぜ話しにくいのか，発音できない音があるのかの理解につなげる.

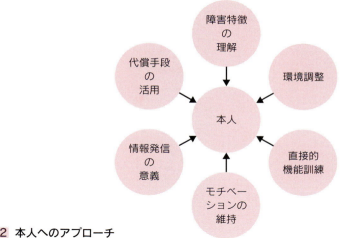

図2 本人へのアプローチ

　また，運動・感覚の機能に直接アプローチをするリハビリテーションを行いながら，予後の見通しを伝え，同時に必要に応じて代償手段の存在も知らせる．

　運動・感覚に対するリハビリテーションは，病院や施設で言語聴覚士とともに行う訓練のほか，患者自身が自主的に行うメニューも提供し，十分な効果が得られるようにする．毎回の訓練時に患者の発声発語器官の運動や構音の確認のほか，自主トレーニングの状況も確認し，必要に応じて内容や頻度を変更し，訓練メニューも患者の生活スタイルに合わせて設定する．たとえば，職場で多用することばがどのようにしたら話しやすくなるのか，また，音声が出なければ何か代償手段はあるのかを検討するなどである．

　新たな代償手段を導入する際には，道具や機器の使用方法を十分に説明し，導入後も継続的に使用できるように支援する．同時に使用することの利点，欠点などの特徴を説明し，場面やコミュニケーションをとる相手によって使用する道具や方法を柔軟に変えることが可能であることを伝える．

　音声言語を永続的に消失するような重度なケースから，他覚的にみれば軽度なケースまでさまざまであるが，いずれにせよ患者の動揺は生じる．患者の障害の受け止め方に注視しながらリハビリテーションを進める必要がある．

b．家族，学校，職場などの環境へのアプローチ（図3）

　コミュニケーション行動は1人で行うことではなく必ず相手が存在するため，患者本人だけではなくコミュニケーションをとる相手（家族・学校・職場）にも障害の説明を行う．リハビリテーションは本人が行うだけではなく，周囲の協力も不可欠である．

- **家族へのアプローチ**：本人と同様，症状の説明を十分に行うことが必須であるが，発症後すぐは病気の治療に意識が集中し，残存する障害への理解が得られにくいことが多い．症状が落ち着いたら障害の説明を繰り返し

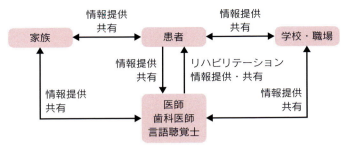

図3 環境調整

行い，家族の障害認識を確認する．また，身近な家族の理解力が低下している場合は，ほかにキーパーソンになりうる親族にもコンタクトを取っておく．代償手段で道具や機器等を導入する際は，コミュニケーションをとる相手が活用することがあるので，使用方法の説明を十分に行う．

- **学校へのアプローチ**：学齢期の子どもは，家庭での時間のほかに学校で過ごす時間が長い．学校は教師や他の児童生徒とコミュニケーションを取り，社会性を身につける重要な場所である．まずは，教師に障害の説明を十分に行い，理解を得るとともに，構音の特徴，疲労度について伝える必要がある．学校では教科学習や休憩時間の活動，給食，クラブ活動などさまざまな活動が行われる．疲労がたまると構音のパフォーマンスが低下するなどの傾向がみられることもあるため，障害のみでなく疾病の特徴も伝える．また，音読や学習発表などを行う際に，本人が自分の発話をどのように考えているのか（不明瞭な発話を聞かれたくない，他の手段を使いたいなど）を確認し，対策を立てていく必要がある．不明瞭な発話が他の児童生徒からのからかいの対象になるようなことがないように配慮する．

- **職場へのアプローチ**：認知機能や身体機能に大きな問題のない患者は，退院後は職場復帰することがほとんどである．しかし，仕事が可能になっても構音障害や摂食嚥下障害は重度の場合もあり，職場への障害の説明は重要である．疲労度を考慮した仕事内容の選定，リハビリテーションの継続の必要性，音声言語の代わりに代償手段を用いることでコミュニケーションが可能になることを積極的に伝える．また，代償手段を用いるほどの構音障害がある患者は摂食嚥下障害も併発していることがほとんどであるため，食事に時間を要したり，胃瘻造設している人は注入があることも併せて伝えておきたい．

4 ― 合併症への配慮

構音障害のみでなく，他の障害を併発している患者もいる．ここでは比較的多い<u>認知症</u>，<u>失語症</u>，<u>高次脳機能障害</u>を併発している患者の対応を紹介する．

構音障害のみでは認められない言語理解の障害や認知の障害があるため，理解を助けるコミュニケーションの工夫が必要となる．

- **認知症**：注意障害，見当識障害，記憶障害，判断・思考の障害などの症状が認められる．質問するたびに違う返答をする，話のつじつまが合わない，状況と合致していない話をするなど，構音の不明瞭さに加えてこれらの特徴がさらにコミュニケーションを取りにくくする．聞き手が話の内容を確認，整理しながら会話を進めていく．

- **失語症**：大脳の言語野の損傷により，話す，聴いて理解する，書く，読んで理解することが困難となる障害である．構音障害と異なり，意味理解の障害を伴う．ことばや文字を想起することが困難なため筆談もむずかしくなることが多い．また，漢字に比し，仮名文字の理解や想起が困難になることが多いため，文字を提示するときは漢字単語のほうが理解しやすい．詳細な症状やコミュニケーション方法は患者によってさまざまである．また，認知症と誤って診断を受けていたり，失語症ではないと見落とされている患者も存在する．構音障害以外でのコミュニケーションの困難さを感じたら，リハビリテーション専門職の言語聴覚士に評価を依頼すると良い．

- **高次脳機能障害**：認知症でもみられる注意障害，見当識障害，記憶障害，判断・思考の障害のほか，半側空間無視，失行・失認，社会的行動障害などが認められる障害である．原因疾患や脳の損傷部位によって出る症状や重症度はさまざまである．認知症と異なる点は，発症から少しずつ回復し，再発がない限り症状は大きく悪化することはないことである．しかし，回復には時間を要し，完全に発症前の状態に戻ることはむずかしい．コミュニケーションの取り方は，認知症と同様に聞き手が話の内容を確認，整理していくことと，半側空間無視がある場合は物品の提示位置や声掛けする位置などに配慮する必要がある．また，感情のコントロールがむずかしい患者もいるため，コミュニケーションの取り方には工夫が必要である．失語症と同様，症状や対応方法に関してはリハビリテーション専門職の言語聴覚士や作業療法士に評価を依頼すると良い．

2　AAC について

1 ― AAC の定義

AAC（augmentative and alternative communication）は，「拡大・代替コミュニケーション」と訳される．音声言語・文字言語を補助，代替し，コミュニケーションを拡大するアプローチである．米国の言語聴覚士の団体である

Point-2
AACとは，コミュニケーション障害のある人の考えや要求，感情を表現するために「拡大」「代替」という手法で支援することである．

ASHA（American Speech-Language-Hearing Association）による定義[4]は，「言語の表現と理解のどちらかまたは両方の障害によって，コミュニケーションをとることに著しく障害のある人のニーズに取り組む臨床領域とされる．後述するようなさまざまな道具や方法を用いて，コミュニケーション障害のある人が，考えや要求，感情を表現することを支援する」ことである．

構音障害を例にあげると，音声言語を補助するためにAACが使われるときは<u>拡大（augmentative）</u>であり，音声言語がない，または機能性をもたないため置き換えるときは<u>代替（alternative）</u>である．また，発症すぐの患者が使う場合は一時的かもしれないし，障害が重篤な場合は永続的かもしれない．進行性の疾病の場合は症状の進行を鑑み，現時点で必要な手段を使用しつつ，将来を見越したものも同時に検討していく必要がある．

また，AACは1種類に限定する必要はなく，場面やコミュニケーションをとる相手によって使い分けるといった柔軟な考え方が重要である．

2 ── AAC の種類

AACは道具を使うか使わないかによって大きく二つに分類される．また，道具を使うものに関してはローテクノロジーなものと，ハイテクノロジーなものがある．ここでは，それぞれのなかでよく使われているものを紹介する．

a. 道具を使わないもの

- **ジェスチャー**：病前から習慣的に使用していることも多く，使いやすい．ただし，AACの使用が必要な人は顔面や上肢の運動に制限がある場合も多く，受け手の推測が必要な場合もある．
- **表情を見る**：ジェスチャーと同じく，病前から習慣的に使用しているが，顔面に運動の制限がある人が多く，以前とはかなり異なった表現になる場合がある．笑う，怒るなどの感情を表現するのみでなく，まばたきの回数や口唇の開閉などでYes/Noを示すなどの使用法もある．
- **口形を見る**：患者の口形を受け手が見て音を推測する．構音障害の患者の場合は，音が歪むので，話の内容や表情も併せて発話内容を推測する．

b. 道具を使うもの：ローテクノロジーなもの

- **書字**：紙やペン，ホワイトボードなどを使用して文字や絵を書いて示す．
- **文字盤を指し示す方法**（**図4**）：仮名文字を羅列した表を指し示す．伝達内容をすべて1文字1文字指し示していく場合もあるが，単語の頭文字を指し示し，後は発話や口形なども組み合わせながら内容を伝えていく場合もある．

c. 道具を使うもの：ハイテクノロジーなもの

- **コミュニケーション専用機**：コミュニケーション伝達に特化した機器がい

や	わ	ら	や	ま	は	な	た	さ	か	あ
ゆ	を	り	ゆ	み	ひ	に	ち	し	き	い
よ	ん	る	よ	む	ふ	ぬ	つ	す	く	う
っ	゛	れ	○	め	へ	ね	て	せ	け	え
はい	゜	ろ	×	も	ほ	の	と	そ	こ	お
いいえ	0	9	8	7	6	5	4	3	2	1

図4 文字盤

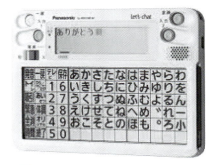

図5 レッツチャット

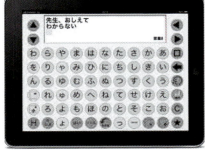

図6 トーキングエイド for iPad

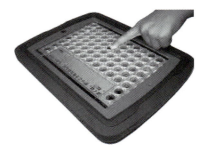

図7 トーキングエイド for iPad　キーガード付き

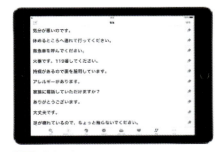

図8 指伝話

くつか開発されている（図5）．専用機なので比較的操作は簡単であり，使用している人も多い．伝達内容を示す液晶部分が小さいので一度に伝えられる内容は少ないことが短所である．

- **パソコン，タブレット**：従来の文章作成やメール機能などコンピュータ本来の機能のほか，前述のコミュニケーション専用機のアプリケーションやその他コミュニケーション関連のアプリケーションをダウンロードして使用する（図6〜図8）．専用機と異なる点は，インターフェイスで外部スイッチを接続できることである．手指でのキーボード入力がむずかしくても患者の運動機能にあった入力方法の選択肢が広がる（図9）．

ハイテクノロジーなものは，患者に合わせてオーダーメードが可能であ

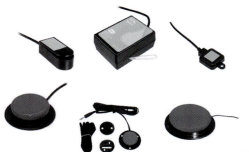

図9 各種スイッチ

るが，費用や時間がかかる．また，機器を使いこなす患者自身の能力も必要となってくる．導入を検討する際は十分に評価を行い，導入後も使用継続のための支援が必須となる．

3 ― 疾患別

原因疾患によって AAC の選択に注意するべき点が異なる．ここでは主なものについて簡単に述べる．

a. 脳血管障害

程度の差はあれ，認知機能の低下を伴うことが多い．理解しやすく，あまり複雑にならない操作になるように設定する．また，ほかの方法と組み合わせたり，臨機応変に複数の手段を使い分けることがむずかしい場合もある．このほか，運動制限の程度や脳損傷による意欲の低下も考慮する必要がある．

b. 頭頸部癌（悪性腫瘍）

舌，口唇，上顎，下顎，咽頭，喉頭に及ぶ治療となるため，構音障害を伴うことが多い．ほかの疾患に比べ，認知機能や口腔器官以外の運動機能に障害がない場合が多く，AAC を使って患者の意思を伝えることができる．

c. 筋萎縮性側索硬化症

進行性疾患のため，常に身体の運動障害の程度，筋力の低下，疲労の程度を考慮する．負荷がかかりすぎることで筋疲労を引き起こし，状態の悪化をもたらすことがあるので，とくに疲労については注意を払う必要がある．

d. Parkinson 病

運動調整の障害であるため，音声によるコミュニケーションは声が小さくなったり，早口になったりする．書字をさせると文字が小さくなったり，同じところに重ねて書いてしまい判読しにくい．また，振戦があるため，機器の操作にも工夫が必要である．

表1 AAC 導入時の評価項目

姿勢・運動面	発声発語器官の運動機能	認知面	意識レベル
	上肢・下肢・体幹の運動機能		知的能力
	発話の明瞭度		記憶
	疾患別の重症度や機能分類		遂行機能
感覚入力	聴覚		文字理解・表出能力
	視覚	心理面	AAC 使用の受容
	触覚	社会的資源	支援者の環境
			AAC 機器の給付

4 ─ 導入時の評価（表1）

AAC に特化した標準化された検査はないが，導入時とその後の継続的な使用のために，必要に応じて種々の機能の評価が必要となる[5]．構音障害の症状と重要度はもちろんのこと，AAC を使用するために必要な身体機能，知覚機能，認知機能，言語機能を評価する．これらの評価は，言語聴覚士や作業療法士のようなリハビリテーション専門職に依頼すると良い．また，構音障害における AAC は音声言語のコミュニケーションの代替手段であることから，音声言語を代償しても良いかという心理面の確認も大切である．患者本人以外の要素では，コミュニケーションの相手となる家族や介護者の協力を得られるかということも AAC の継続使用の条件の一つと考えられる．

5 ─ 誰が使用するのかを考える

患者が成人か，小児かにより，AAC のデバイスに搭載するシンボルや文字言語は異なってくる．小児が使用する場合は，成長に応じて表出したい内容が変化してきたり，語彙が増えてくることがある．成長に合わせて適宜搭載語彙のチェックが欠かせない．また，AAC は患者のみが使用するわけではない．コミュニケーションの相手となる家族や支援者がその AAC を使いこなすことも重要である．身体面や認知面が重度で患者自身が AAC を使うことがむずかしくても，相手の使い方次第ではある程度の情報を引き出すことが可能となる．

6 ─ 継続使用のための支援

AAC を効果的にかつ継続して使用するには，周囲の支援が必要となる．AAC は導入してすぐに使えるものではない．使用方法の十分な説明を行い，使用できるように環境を整え，同時に使い方の練習，確認を行っていく必要がある．

（高島良代）

文 献

1編　構音障害とは

1　発声・発語のメカニズム

1) 大森孝一：声の検査法. 医歯薬出版, 東京, 2-8, 2009.
2) 廣瀬　肇, 生井友紀子, 苅安　誠, 永井知代子：発話障害へのアプローチ―診療の基礎と実際. インテルナ出版, 東京, 9-28, 2015.
3) 藤原百合：ことばの異常. JOHNS, 34 (2)：199-202, 2018.

3　構音障害とその原因

1) 日本音声言語医学会言語委員会運動障害性（麻痺性）構音障害小委員会：「運動障害性（麻痺性）構音障害 dysarthria の検査法 1 第一次案」短縮版の作成. 音声言語医学, 40：164-181, 1999.
2) 西澤典子：構音・言語障害. 森山　寛監：今日の耳鼻咽喉科・頭頸部外科治療指針, 第 4 版, 医学書院, 東京, 70, 2018.
3) 岡崎恵子：構音障害の分類. 野村恭也, 小松崎　篤, 本庄　巖編：音声・言語（21 世紀耳鼻咽喉科：領域の臨床 15）, 中山書店, 東京, 266-267, 2001.

4　口腔と構音障害

1) 苅安　誠：神経原性発声発語障害 dysarthria. 医歯薬出版, 東京, 2017.
2) 溝尻源太郎, 熊倉勇美編：口腔・中咽頭がんのリハビリテーション. 医歯薬出版, 東京, 2004.
3) 谷口　尚, 隅田由香：顎補綴と「speech」評価. 日補綴会誌, 6：333-342, 2014.
4) 田口恒夫：言語障害治療学. 医学書院, 東京, 1996.

2編　構音障害の評価とは

1　構音障害の評価

1) 西尾正輝：標準ディサースリア検査. インテルナ出版, 東京, 2004.
2) 巽浩一郎, 栗山喬之：第 3 章症候編 44 呼吸パターンの異常. 下条文武, 齋藤　康監：ダイナミックメディシン 1, 西村書店, 東京, 3：132-135, 2003.
3) 西尾正輝：ディサースリア臨床標準テキスト. 医歯薬出版, 東京, 93, 2007.
4) 今井智子, 加藤正子, 竹下圭子ほか：新版構音検査. 千葉テストセンター, 東京, 2010.
5) 田口恒夫：言語障害治療学. 医学書院, 東京, 1996.
6) 福迫陽子, 物井寿子, 辰巳　格ほか：麻痺性（運動障害性）構音障害の話しことばの特徴―聴覚印象による評価. 音声言語医学, 24 (2)：149-164, 1983.
7) 日本コミュニケーション障害学会：口蓋裂言語検査（言語臨床用）. インテルナ出版, 東京, 2007.
8) 澤島政行：発声持続時間の測定. 音声言語医学, 7 (1)：23-28, 1966.
9) 溝尻源太郎, 熊倉勇美：口腔・中咽頭がんのリハビリテーション. 医歯薬出版, 東京, 101, 2007.
10) 中村哲也, 藤原百合：/s//t//k/ の母音環境における調音結合の定量的測定―エレクトロパラトグラフィ(EPG) を用いた評価. リハビリテーション科学ジャーナル, 12：63-77, 2016.

4編　原疾患の概説と障害への介入

1　口腔疾患による構音障害　口唇口蓋裂

(1)　疾患の概要と治療の流れ

1) 小森　成：矯正歯科からみた口蓋裂治療. 日口蓋誌, 32：24-33, 2007.
2) 「口唇裂・口蓋裂診療ガイドライン」策定 WG 委員：口唇裂・口蓋裂診療ガイドライン. 公益社団法人日本口腔外科学会, 東京, 2008.
3) Hotz M, Gnoinski W：Comprehensive care of cleft lip and palate children at Zurich university：a preliminary report. Am J Orthod, 70：481-504, 1976.

(2)　障害に対する機能訓練

1) 日本コミュニケーション障害学会：口蓋裂言語検査（言語臨床用）. インテルナ出版, 東京, 2007.
2) 西脇恵子：小児の器質性構音障害. 伊藤元信, 吉畑博代編：言語治療ハンドブック, 医歯薬出版, 東京, 91-97, 2017.

2 口腔疾患による構音障害 舌小帯付着位置異常（舌小帯短縮症）

1) 石野由美子，山下夕香里，根本京子ほか：舌小帯短縮症の重症度と機能障害について―舌の随意的運動機能，構音機能，摂食機能についての定量的評価の試み．口科誌，50：26-34，2001.
2) 西脇恵子：小児の器質性構音障害．伊藤元信，吉畑博代編：言語治療ハンドブック，医歯薬出版，東京，97-100，2017.

4 口腔疾患による構音障害 口腔咽頭癌術後―概要と構音障害への介入

1) 国立がん研究センターがん情報サービス：2018 年のがん統計予測．
https://ganjoho.jp/reg_stat/statistics/stat/short_pred.html，2018.12.22.
2) Report of head and neck cancer registry of Japan, Clinical statistics of registered patients, 2002. Oral cavity. Jpn J Head and Neck Cancer, 32：15-34, 2006.
3) 日本口腔腫瘍学会口腔癌治療ガイドライン改訂委員会，日本口腔外科学会口腔癌診療ガイドライン策定委員会合同委員編：科学的根拠に基づく口腔癌診療ガイドライン 2013 年版．金原出版，東京，2013.
4) 日本頭頸部癌学会編：頭頸部癌診療ガイドライン 2018 年版．金原出版，東京，2017.
5) 小村 健：舌癌切除後の機能的再建．口腔腫瘍，27：103-112，2015.
6) 鶴川俊洋，神田 亨：舌がん・口腔がん（術後）―摂食嚥下訓練，構音訓練の効果．日本がんリハビリテーション研究会編，がんのリハビリテーションベストプラクティス．金原出版，東京，53-60，2015.
7) 今井智子：口腔・中咽頭腫瘍―詳細な検査と評価．小寺富子監：言語聴覚療法臨床マニュアル改訂第 2 版，協同医書出版，東京，388-389，2004.
8) 溝尻源太郎，熊倉勇美編著：口腔・中咽頭がんのリハビリテーション―構音障害．摂食・嚥下障害，医歯薬出版，東京，2004.

5 機能性構音障害

1) 今井智子：機能性構音障害．藤田郁代編：言語聴覚障害概論，医学書院，東京，2010.
2) 中西靖子，大和田健次郎，藤田紀子：構音検査とその結果に関する考察．特殊教育研究施設報告，1：1-9，1972.
3) 今井智子：小児構音障害．廣瀬 肇監：言語聴覚士テキスト，第 2 版，医歯薬出版，東京，2011.
4) 西脇恵子，松木るりこ：機能訓練で改善を認めた機能性構音障害 2 症例について．歯学，101：128-132, 2014.

6 吃音

1) 小澤恵美，原 由紀，鈴木夏枝ほか：吃音検査法，第 2 版．学苑社，東京，2016.
2) 川合紀宗：CALMS モデルによる包括的な吃音評価．小林宏明，川合紀宗編：特別支援教育における吃音・流暢性障害のある子どもの理解と支援．学苑社，東京，66-72．2013.

7 脳性麻痺

（1）疾患の概要と治療の流れ

1) 五味重春：脳性麻痺の長期予後．岩倉博光，岩谷 力，土肥信之編：小児リハビリテーション―（1）脳性麻痺，医歯薬出版，東京，47-78，1990.
2) 神元有紀：わが国における脳性麻痺発生状況と産科医療補償制度．東海産婦会誌，50：1-7，2014.
3) 和田勇治：1．周産期の各リスクファクター［新生児仮死（Apgar score），新生児黄疸，低出生体重，脳出血，脳室周囲白質軟化症（PVL），双胎児，無呼吸・慢性肺疾患など］は脳性麻痺の発生，タイプ，機能予後にどのような影響を及ぼすか？ 1-2 ハイリスク児に対する評価，第 1 章 脳性麻痺の早期介入と診断・予後．日本リハビリテーション医学会監，日本リハビリテーション医学会診療ガイドライン委員会，脳性麻痺リハビリテーションガイドライン策定委員会編：脳性麻痺リハビリテーションガイドライン，医学書院，東京，12-14，2009.
4) 鈴木文晴：1．重症心身障害の主病態，第 1 章重症心身障害児にみられる障害と療育のポイント，第 2 編実践編―重症心身障害児への各分野からのアプローチ．江草安彦監，岡田喜篤，末光 茂，鈴木康之編：重症心身障害療育マニュアル，第 2 版，医歯薬出版，東京，50-63，2005.
5) 伊藤元信，吉畑博代編：2）コミュニケーション障害の評価，③コミュニケーション障害，第 6 章脳性麻痺．言語治療ハンドブック，医歯薬出版，東京，102-106，2017.
6) 近藤和泉：2．脳性麻痺の粗大運動能力の予後予測はどのように行えばよいのか？ 1-4 脳性麻痺の定義と評価，第 1 章脳性麻痺の早期介入と診断・予後．社団法人日本リハビリテーション医学会監，日本リハビリテーション医学会診療ガイドライン委員会，脳性麻痺リハビリテーションガイドライン策定委員会編：脳性麻痺リハビリテーションガイドライン，医学書院，東京，37，2009.
7) Wood E, Rosenbaum P：The gross motor function classification system for cerebral palsy：a study of reliability and stability over time. Dev Med Child Neurol, 42（5）：292-296, 2000.
8) 近藤和泉：1．脳性麻痺の診断にあたり，どのような定義に従えばよいか？ 1-4 脳性麻痺の定義と評価，第 1 章脳性麻痺の早期介入と診断・予後．社団法人日本リハビリテーション医学会監，日本リハビリテーション医学会診療ガイドライン委員会，脳性麻痺リハビリテーションガイドライン策定委員会編：脳性麻痺リハビリテーションガイドライン，医

学書院，東京，34-36，2009.

(2) コミュニケーション障害への介入

1) 椎名英貴：コミュニケーション訓練・指導 1，脳性麻痺．平野哲雄，長谷川賢一，立石恒雄ほか編：言語聴覚療法臨床マニュアル，改訂第 3 版，協同医書出版，東京，168-169，2014.

8　関連するその他の障害への対応　自閉スペクトラム症

(1) 疾患の概要と治療の流れ

1) 白川哲夫，飯沼光生，福本　敏編：1．神経発達症群．小児歯科学，第 5 版，医歯薬出版，東京，370-372, 2017.
2) 伊藤元信，吉畑博代編：第 1 章言語発達遅滞（知的障害を中心に），第 2 章自閉症スペクトラム障害．言語治療ハンドブック，医歯薬出版，東京，1-34, 2017.
3) 加藤正子，竹下圭子，大伴　潔編：B 発達障害児の評価．特別支援教育における構音障害のある子どもの理解と支援，学苑社，東京，209-211, 2012.
4) 桑原　斉：医学的見方から—ASD の診断基準．心理学ワールド，67：5-8, 2014.
5) 金　樹英：4．臨床症状，1 章自閉スペクトラム症の定義と分類．金生由紀子，渡辺慶一郎，土橋圭子編著：新版 自閉スペクトラム症の医療・療育・教育，金芳堂，京都，10-14, 2016.

(2) コミュニケーション障害への介入

1) Paul H：Assessment of social and communication skills for children with autism. Quill KA, editor. Do-Watch-Listen-Say：social and communication intervention for children with autism, Brookes, 2000.
2) 玉井ふみ：自閉症スペクトラム障害．伊藤元信，吉畑博代編：言語治療ハンドブック，医歯薬出版，東京，27-44, 2017.
3) 藤岡紀子：TEACCH 自閉症プログラム．玉井ふみ，深浦順一編：言語発達障害学，第 2 版（標準言語聴覚障害学），医学書院，東京，2015.

9　関連するその他の障害への対応　知的能力障害

(1) 疾患の概要と治療の流れ

1) 白川哲夫：1．神経発達症群．白川哲夫，飯沼光生，福本　敏編：小児歯科学，第 5 版，医歯薬出版，東京，370-372, 2017.
2) 畦上恭彦：第 1 章 言語発達遅滞（知的障害を中心に），第 2 章 自閉症スペクトラム障害．伊藤元信，吉畑博代編：言語治療ハンドブック，医歯薬出版，東京，1-34, 2017.
3) 加藤正子，竹下圭子，大伴　潔編：B 発達障害児の評価．特別支援教育における構音障害のある子どもの理解と支援，学苑社，東京，209-211, 2012.
4) 桑原　斉：医学的見方から—ASD の診断基準．心理学ワールド，67：5-8, 2014.

(2) コミュニケーション障害への介入

1) 畦上恭彦：言語発達遅滞．伊藤元信，吉畑博代編：言語治療ハンドブック，医歯薬出版，東京，8, 2017.
2) 畦上恭彦：第 1 章 言語発達障害とは．玉井ふみ，深浦順一編：言語発達障害学，第 2 版，医学書院，東京，2, 2015.

5 編　構音障害と発話障害

1　構音障害と発話障害

1) 上田　敏：ICF の理解と活用．萌文社，東京，2005.
2) 熊倉勇美：構音障害のリハビリテーション．溝尻源太郎，熊倉勇美編著：口腔・中咽頭がんのリハビリテーション，医歯薬出版，東京，127-130, 2013.
3) 西尾正輝：ディサースリアの言語治療．西尾正輝：ディサースリア臨床標準テキスト，医歯薬出版，東京，172-178, 2007.
4) American Speech-Language-Hearing Association：Augmentative and Alternative Communication. http://www.asha.org/public/speech/disorders/aac/（最終アクセス日：2018 年 2 月 5 日）
5) 西脇恵子：構音障害における AAC．知念洋美編著：言語聴覚士のための AAC 入門，協同医書出版，東京，151-158, 2018.

索 引

■あ
あくび–ため息法　115
アテトーゼ型　100, 102

■い
維持装置　52
咽頭絞扼反射　66

■う
運動機能評価　84
運動障害性構音障害　21, 23

■え
エレクトロパラトグラフィ　45

■お
横舌筋　18
オーラルディアドコキネシス　32
オーラルフレール　15
オトガイ舌筋　18
オトガイ舌骨筋　17

■か
開咬症　85
外舌筋　18
外側翼突筋　17
開鼻声　41, 65, 79, 90, 115
下顎　16
下顎前突症　85
顎義歯　59
顎舌骨筋　17
拡大・代替コミュニケーション　119
顎二腹筋　17
顎変形症　85
顎補綴装置　59
片麻痺　100
顔面非対称　85

■き
器質性構音障害　21, 22
気息性嗄声　44
吃音　22, 97
機能性構音障害　21, 24, 94
キャストクラスプ　52
共鳴　26
　──の異常　102
　──の障害　115
気流操作　26
筋圧中立帯　50

■け
痙直型　100
茎突舌筋　18

■こ
構音　11, 29
構音器官の形態異常　22
構音検査　35
構音障害　21, 88
構音点　48
構音点法　92
口蓋咽頭筋　19, 20
口蓋形成術　75
口蓋床　76
口蓋垂筋　19
口蓋舌筋　18, 19
口蓋床型 PAP　56
口蓋帆　19
口蓋帆挙筋　19, 75
口蓋帆張筋　19
口蓋裂　74
口蓋裂言語評価　80
口峡　20
咬筋　17
口腔咽頭癌　87
高次脳機能障害　118
口唇　19
口唇形成術　76
口唇口蓋裂　74
喉頭　10
口裂　19
呼気の流れ　25
呼気鼻漏出　41
国際生活機能分類　114
骨格性下顎前突症　85
混合歯列期　78

■さ
最大舌圧の測定　55
最長発声持続時間　43

■し
嗄声　43, 79
子音の歪み　41
歯茎音　85
四肢麻痺　100
支台装置　52
失語症　118
失調型　100
自動運動　115
自閉スペクトラム症　104
術後検査　84
術前検査　83
小下顎症　85
上顎前突症　85
上顎前方牽引装置　78
上縦舌筋　18
徐呼吸　34
唇顎口蓋裂　74
唇顎裂　74
人工歯　52
新版構音検査　35
深部覚　33

■す
垂直舌筋　18
スタティックパラトグラフィ　44

■せ
声帯萎縮　15
声帯の振動　25
静的パラトグラフィ　44
声道　16
舌　17
舌骨舌筋　18
舌根　17
舌小帯　82
舌小帯短縮症　82
舌接触補助床　54, 92, 115
舌尖　17
舌体　17
セファログラム　80
線鈎　52
漸次接近法　92
栓塞型鼻咽腔部補綴装置　65

■そ
騒音計　43
促音　25
側頭筋　17
粗糙性嗄声　44
ソフト PAP　70
ソフトブローイング検査　41

■た
代償構音　22
ダイナミックパラトグラフィ　44, 45
大連結装置　51
多職種協働　93
他動運動　115
弾音　15

■ち
知的能力障害　108
鋳造鈎　52
長音　25
聴覚心理的評価　44, 91

■つ
対麻痺　100

■て
低緊張型　100

■と
動的パラトグラフィ　44, 45
努力性嗄声　44

■な
内舌筋　18
内側翼突筋　17
ナゾメーター　80
軟口蓋　19
軟口蓋挙上装置　65, 78, 115

■に
ニュートラルゾーン　50
認知症　118

■の
脳性麻痺　100

■は
ハードブローイング検査　41

■は
拍　25
破擦音　14
撥音　25
発語　11, 29
　──の運動　25
発語・発話明瞭度　88
発語失行　22
発語明瞭度　35
発声　11, 29
発達性構音障害　94
発話　30
　──の聴覚判定　80
　──の誘導　99
発話明瞭度　35
発話モデリング　99
パラタルバー　51
パラトグラフィ　44
パラトグラム　44, 49
バルブ型鼻咽腔部補綴装置　65, 68
破裂音　14
瘢痕拘縮　84

■ひ
鼻咽腔ファイバースコープ検査　80
鼻咽腔部補綴装置　65
鼻咽腔閉鎖機能　39, 65, 74
鼻咽腔閉鎖不全　65, 79
ピエゾグラフィー　50, 51
鼻音　14
被蓋関係　52
鼻腔共鳴の過剰　41
鼻息鏡　63, 65
ピッチメーター　43
表在覚　33
頻呼吸　34

■ふ
フォルマント　14
プッシング–プリング法　115
フレンジテクニック　50
ブローイング検査　41, 80
プロソディ　21, 104
　──の障害　115

■へ
閉鼻声　79
片麻痺　100

■ほ
放射線治療　88

■ま
摩擦音　14, 86

■む
無力性嗄声　44

■も
モーラ　25
モバイル型 PLP　71

■ゆ
有床義歯　48
有床義歯型 PAP　56

■り
リー・シルバーマンの音声治療　115
リップサポート　62
両麻痺　100
リラクセーション　115
リンガルバー　51

■ろ
瘻孔　78

■わ
ワイヤークラスプ　52

■欧文
AAC　119
ASD　104
ASHA　120
CALMS のモデル　98
DSM-5　104, 108
DSO　60
EPG　45
GRBAS 尺度法　44
ICF　114
ISO　60
NSV　70
PAP　54, 92, 115
PLP　65, 78, 115
TNM 分類　87

索 引　**127**

【監修略歴】

菊 谷　　武
きく　たに　　たけし

1989年　日本歯科大学歯学部附属病院高齢者歯科診療科入局
2001年　同大学附属病院口腔介護・リハビリテーションセンターセンター長
2005年　同大学助教授
2007年　同大学准教授
2010年　同大学教授
2010年　同大学院生命歯学研究科臨床口腔機能学教授
2012年　東京医科大学兼任教授
2012年　日本歯科大学口腔リハビリテーション多摩クリニック院長

歯科医師のための構音障害ガイドブック　　ISBN978-4-263-44557-0

2019 年 6 月 10 日　第 1 版第 1 刷発行

監　修　菊　谷　　　武
発行者　白　石　泰　夫

発行所　医歯薬出版株式会社

〒113-8612　東京都文京区本駒込 1 - 7 - 10
TEL.（03）5395 - 7638（編集）・7630（販売）
FAX.（03）5395 - 7639（編集）・7633（販売）
https://www.ishiyaku.co.jp/
郵便振替番号 00190-5-13816

乱丁，落丁の際はお取り替えいたします　　　　　　　　　印刷・永和印刷／製本・愛千製本所

© Ishiyaku Publishers, Inc., 2019 Printed in Japan

本書の複製権・翻訳権・翻案権・上映権・譲渡権・貸与権・公衆送信権（送信可能化権
を含む）・口述権は, 医歯薬出版（株）が保有します.
本書を無断で複製する行為（コピー, スキャン, デジタルデータ化など）は,「私的使用
のための複製」などの著作権法上の限られた例外を除き禁じられています. また私的使用
に該当する場合であっても, 請負業者等の第三者に依頼し上記の行為を行うことは違法と
なります.

JCOPY ＜ 出版者著作権管理機構 委託出版物 ＞

本書をコピーやスキャン等により複製される場合は, そのつど事前に出版者著作権管
理機構（電話03-5244-5088, FAX 03-5244-5089, e-mail：info@jcopy.or.jp）の許諾を得
てください.